結果を出す解剖学と技術×信頼される接客
「エフェクティブタッチ」

ボディリーディングとタッチングの教科書

医学博士　野溝明子監修

エフェクティブタッチ®
テクニーク主任講師　小澤智子著

BAB JAPAN

はじめに

「エフルラージュだけで、どうして結果が出るのですか？」

　この質問は、お会いするセラピストの皆さんに必ず聞かれます。

　結果を出すためにはさまざまな要素がありますが、最も重要なことは解剖学と施術がリンクしていることです。

　2008年にソフトで優しいタッチのエフルラージュ（＝軽擦法）で結果を出すメソッドのエフェクティブタッチ®を開発しました。その基礎編として、2019年3月に『エフルラージュの教科書』を出版しました。ここには、初心者が読んでも「解剖学と施術」がリンクするように、施術のプロセスごとに筋肉のプロフィールを紹介しました。

　エフェクティブタッチが、オイルを使うすべての施術者のスタンダードメソッドになることを願って書いた初の書籍です。

　このたび、エフルラージュだけで結果が出る本当の理由が、『ボディリーディングとタッチングの教科書』で明らかになりました。

　本書は、エフェクティブタッチの心臓部になるボディリーディングについて詳しく書きました。

　『エフルラージュの教科書』が基礎編だとすると、本書は中級・上級編になります。お客様の入店から退店までの接客を含む一連のサロンワークがしくみ化された「ボディリーディング×解剖学×施術×トーク」について紹介しています。これで、「たった1回の施術で結果が出る」本当の意味に気づくことでしょう。

「そもそもなぜ、施術に解剖学が必要だと思いますか？」

　解剖学は「体の地図」であり、目的地までの「道順」がボディリーディングです。解剖学を知らずに施術をすることは、地図を持たず、目的地の方向もわからずにさまようことと同じです。目的地に到達す

るまでの道のりは何通りもあります。正解は1つではありません。近道もあれば、遠まわりもあるでしょう。

　お客様の体は、いつも同じではありません。その違いは筋肉や筋膜が地図となり、私たちセラピストに教えてくれます。ボディリーディングは、その日のお客様の状態に合わせた、施術のしかたを考えるヒントをたくさん示してくれます。

　本書は、ボディリーディングと私が開発したメソッド、エフェクティブタッチを軸に、「概論」「運動用語の表現」「プロセスと視点」「症例別のアプローチ法」「応用編」の5つの構成になっています。

　セラピストが、これら一連のサロンワークを身につけると自然と接客も上手になるので、お客様との信頼関係も深まります。ボディリーディングは、「トークが苦手。施術に自信がない」というセラピストの悩みを一気に解決してくれるでしょう。

　エフェクティブタッチの「結果を出す解剖学と技術」×「信頼される接客」をしくみ化したメソッドは、お客様に長く愛されるセラピストを育みます。小さなサロンでも安定した収益を得て、自分のやりたいことが実現できるサロンづくりを目指しましょう。サロン勤務のセラピストは「あなたにやってもらいたい！」と指名されることを目指しましょう。

　本書が、あなたの夢を叶える一助になりましたら幸いです。

【注意】
『エフルラージュの教科書』では、「下肢背面」と表現している箇所を、本書では「下肢前面」に対応する言葉を使うこととし、「下肢後面」としております。下肢背面、下肢後面はいずれも同じ箇所を示しています。

ボディリーディングとタッチングの教科書＊もくじ

第3章 エフェクティブタッチの実技編

第4章 エフェクティブタッチの応用編

エフェクティブタッチの
ボディリーディング

エフルラージュから誕生した エフェクティブタッチ

▌私がエフルラージュにこだわった理由▐

エフェクティブタッチの基本手技は、エフルラージュです。エフルラージュとは、軽く撫でさする技術で軽擦法ともいい、徒手療法の手技の名称として広く使われている用語です。多くの施術者は「あいさつ」や「つなぎの手技」として使用しており、エフルラージュだけで結果が出ると信じて施術に用いているケースはほとんどないでしょう。このように施術の役割では、軽視されがちな手技がエフルラージュなのです。

エフェクティブタッチは、「エフルラージュと解剖学」を組み合わせた技術と「お客様に信頼される接客」の一連のサロンワークをしくみ化したメソッドです。

私が、エフルラージュにこだわったのは理由があります。それは、私が30歳のときに腰の手術をしたのですが、術後の経過が悪く、歩くことも不自由な体になってしまったからです。今でこそ元気そうに見えますが、30代の10年間は腰痛のトラブル続きで、セラピストを生業にするなど考えられませんでした。ですが「人々の心と体の健康をサポートする仕事をしたい！」と強く想い、セラピストの道を目指したのです。

40歳のときに養成学校を卒業し、晴れてセラピストになったのですが、健康な人よりも遥かに弱い、「ガラスの腰」の私には教えてもらった施術方法では、1日に何人もの施術をすることは不可能でした。それでも、「セラピストを続けたい！」という想いからエフルラージュに注目したのです。

強い圧ではなく、ソフトタッチで、「最小限の労力」で、「たった1回」で結果を出すためには、省エネモードの体の使い方を身につけ、解剖学に基づいた技術を習得する必要がありました。

体の使い方は武術からヒントを得ました！　小さな体の人が巨漢を吹っ飛ばす様を見て「これだ！」と思い、古武術の道場に通いました。また、体重移動の仕方が太極拳の動きに似ているので、太極拳の稽古もしました。解剖学は一から学び直し、知識と技術をリンクさせて手技の質をアップさせました。

　こうして、エフルラージュの利点をとことん追求して「自分の体を守りながら、微力でも結果が出せる」オリジナルメソッドのエフェクティブタッチが誕生したのです。

セラピストの在り方

構造性か機能性かを見極める

　本章では、「セラピストが目指すセラピーとは何なのか？」「セラピストはどうあるべきか？」を記すにあたり、大前提として「骨格系の構造性と機能性の問題」の理解が必要であると考えました。そこで、まず「構造性か機能性かを見極める」ことについてお伝えします。

　セラピストは、医療・治療の領域とセラピーの領域の境界に悩む人が多いようです。エフェクティブタッチでは、この境界を明確にするために、「構造性か機能性か」を見極める工程をボディリーディングに設定しています。

　構造性の問題とは、骨の変形による関節症や、けがや手術などの外的要因で骨が変形している場合で、施術では骨の形は変わらないし、治らな

いケースです。構造性の不調を無理に治そうとすると痛みが出たり、症状が悪化したりすることもあるので、注意が必要です。

　構造の統合性が失われて姿勢のバランスが崩れている場合は、不良姿勢の中でもバランスをとっているので、無理に整えようとせず、クライアントの反応を見ながら、タッチは優しくソフトな施術をおこないます。骨の構造の問題を解消することはできないですが、筋膜や筋肉の緊張を緩めることは可能なので、医師や専門家の許可を得てから施術をおこないます。

　機能性の問題とは、骨の変形ではなく、筋肉が短縮して姿勢をかため、動きの自由度が失われ、姿勢のバランスを崩している場合で、施術でバランスのよい姿勢に戻ることが可能なケースです。筋肉が過度に短縮や伸張をして痛みや不調を起こしているケースもあるので、施術のやり過ぎに注意しておこないます。

　構造性・機能性のどちらのケースもクライアントに痛みや痺れなどの症状が出ている場合は、施術を控え、医師や専門家の受診を促します。

▌欲を出さない。癒し人である▐

　セラピストは「癒し人」です。

　エフェクティブタッチのセラピーの目的は、クライアントに心地よさと幸福感を提供することです。「痛みを取りたい！　治したい！　何とかしたい！」という欲は必要ありません。

　セラピストは、クライアントがまどろみの中でリラックスしつつも、セラピーを終えると心も体も癒され、幸せな気持ちに満ちている状態を目指して、セラピーに集中します。

　無欲に施術をおこなうために、欠かせない要素が「解剖学」です。

　エフェクティブタッチでは、実際の筋肉や骨が透けて見える（＝スケルトンと呼ぶ）かのように解剖学を理解することを目指します。クライアントごとに個性豊かに表情を変える、ボディやフェイスの内側で起きてい

る変化を、セラピストの手が感じ取り、目を閉じていても個々の状態に合わせた施術ができるようになるまで鍛錬を積み、無欲のセラピーを追及します。知識と鍛錬と掌（てのひら）の感受性が一体になることで、安心感や信頼感、幸福感をお届けできるのです。

セラピーの過程で、クライアントは心身のリラックスと解放を体験します。日常のストレスや緊張が解き放たれ、内なる平穏と調和が戻ってきます。セラピストは、その状態を維持し、クライアントが自然体で自己回復力を高めるお手伝いをします。

エフェクティブタッチのセラピーは、癒しのプロセスそのものが目的です。セラピストは一時的な結果や完璧な施術を追求するのではなく、クライアントが本来持っている自己回復力を引き出し、健康と幸福を取り戻す手助けをします。

セラピストは「癒し人」としての使命感を持ちながら、常にパーソナルなニーズに焦点を当て、クライアントの幸福と健康を最優先に考え、技術と知識を駆使したセラピーで心と体に深い癒しをもたらします。

┃ メンテナンスの三角形をつくる ┃

エフェクティブタッチでは、医療とセラピーを分離するのではなく、連携することを目指しています。「クライアント」「医師や専門家」「セラピスト」がつながって、クライアントの健康をサポートできるように活動します。

痛みや痺れなどの症状がある場合には、医師や専門家の受診を促せるように、日頃から病院、医師、治療家、専門家へ紹介（リファー）できるようにリストをつくっておくことをおすすめします。また、構造性の問題を持っている人も、常に運動や施術で緊張している筋肉や筋膜を緩めるなどして、痛みや変形の進行を抑制していく必要があります。その場合は、医師以外に、スポーツトレーナーや治療の専門家とセラピストの連携も必要です。

セラピストは、クライアントを通じて医師や専門家からの情報をいただき、セラピーのプランニングと施術をおこないます。そしてそのフィードバックを、クライアントから医師や専門家に伝えていただきます。情報共有の形は、「クライアント」「医師・専門家」「セラピスト」の三角形の連携を目指して、クライアントのメンテナンスためのフロー（流れ）をつくります。

　クライアントとセラピストの一人一人がメンテナンスの三角形をつくることができたら、大きな組織同士がつながらなくても、個々人の小さなつながりで、多くの人の健康と幸福のウェルビーイング（充実し、満足できる状態）を達成することができると確信しています。

　このような連携と情報共有の体制によって、クライアントへのケアはより統合的かつ効果的になります。医療の専門知識を持つ医師や専門家と、セラピーの技術と感受性を持つセラピストが協力し合うことで、クライアントの状態に適した施術やアドバイスを提供することができるからです。

　さらに、クライアント自身も積極的に関与することを重視しています。クライアントは自身の健康やウェルビーイングを自己管理し、セラピスト

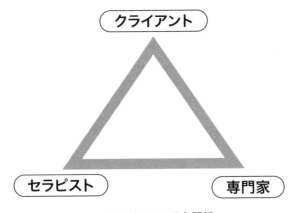

メンテナンスの三角関係

と協力して目標に向かって進んでいきます。セラピストはクライアントの
ニーズや希望に寄り添いながら、そのサポートとセラピーを提供します。

　クライアントの主体的な関与によって健康状態や幸福感は向上してい
くと考えています。セラピストは単なる施術者ではなく、クライアントの
メンテナンスのパートナーとして、心と体の健康と幸福に貢献する役割を
果たします。

エフェクティブタッチの ボディリーディング

体の形を見る

　エフェクティブタッチのボディリーディングは、クライアントの体の
形を観察し、それを具体的な言葉で表現して記録します。この記録は、カ
ルテに残されます。これは将来のセッションや施術のための参考資料や、
リピートしていただくための重要な情報となります。

　ボディリーディングでは、解剖用語だけでなく、形を表現する言葉も
使用しています。たとえば、「肩の内巻き」「前肩」「巻き肩」や下肢の形
の「O脚・X脚・XO脚」などが代表的な例です。これらは、一般用語で
あり、解剖用語ではありません。解剖用語の場合には、「肩関節の内旋・
屈曲・内転・肩甲骨の前進（外転）」や「股関節の外旋・内旋」「肘関節の
外旋・内旋・屈曲」「足関節の内がえし、外がえし」などが使われます。

　一例の「肩の内巻き」「前肩」「巻き肩」といった表現は、肩峰の位置
が重心線よりも前方になることを示します。また、肩のまわりの筋肉や筋
膜のバランスが崩れて、肩が前方に巻き込まれている状態を指します。解
剖用語はより具体的な部位や動きを指す言葉で、専門的な知識を持つ人に
は理解されやすいですが、一般のクライアントには理解しづらい場合もあ

ります。そのため、クライアントに説明するときは、解剖用語ではなく、一般的に使われている表現で伝えます。

　エフェクティブタッチのボディリーディングでは、クライアントの体の形を見えたまま伝えることで、クライアントとセラピストとの間に共有される情報の食い違いを最小限に抑えることに努めます。

　解剖用語と一般的な表現の使い分けは、クライアントとのコミュニケーションを円滑にし、クライアントが自身の体の形を理解しやすくするための手段となります。クライアントは、セラピストと自身の状態を情報共有することで体の状態を把握し、セラピーに対してより積極的に関与し、より効果的なセラピーを受けることが可能となります。

▎姿勢は人生である▎

　エフェクティブタッチは、バランスが不均衡な姿勢をタイプ別にパターン化し、筋肉や筋膜の自由度が失われた部位にアプローチして、姿勢のバランスを整えることを目指すメソッドです。セラピストが姿勢を整えることだけに専念し、クライアントの生き様を無視するようなセラピーの提供はおこないません。姿勢には、その人の「生きる姿勢」が反映されています。ですから本書を読み進める前に、姿勢は人生であり、ボディリーディングはクライアントの人生を見ることだと、理解してください。

　ボディリーディングは、クライアントの「生きる姿勢」を拝見するのですから、相手を否定することなく、尊重しながら誠実におこなうことが重要です。時に誠実さは、相手を傷つけてしまうことがあるかもしれません。そのため、ボディリーディングの心得10か条を設けています（31ページ）。

　本来、「正しい姿勢はコレだ！」というのは存在しません。クライアントが「体が快適に動かせる」「関節が自由に動かせる」と感じることが最も重要です。

姿勢は、遺伝的な特徴や個々人の運動や食事などの生活習慣、体形、体のすべての組織の機能レベルによって形成されます。ですから、姿勢を見ることで、筋肉の発達度、骨格の形状、肥満や過度な痩せ、体型のバランスなどが観察できます。また、健康の問題や運動状態、食事習慣、ストレスや心の問題などの影響が姿勢に現れるケースもあります。

たとえば、クライアントが対人関係に適応するために小さく背中を丸めていたり、逆に大きく胸を張っていたり、故意的に不均衡な姿勢をとっていることも考えられます。

クライアントが「なぜ、この姿勢をとっているのか？」に気づき、その意味を受容して、快適に感じられる姿勢を手に入れたときを、「真のよい姿勢」と定義します。

クライアントの気づきは、それまで自身を悩ませるような負の固定観念を手放すきっかけになり、新しい自分との向き合い方や解決策を見つけ出すことにつながります。

セラピストは、クライアントのありのままを尊重して、「真のよい姿勢」を獲得し、維持できるようにサポートします。

┃ ボディリーディングの必要性とは ┃

エフェクティブタッチのボディリーディングは、本来その人が持っている筋肉の機能を取り戻し、健やかに心地よく過ごしていくために必須であると位置づけています。このアプローチでは、セラピストはクライアントの姿勢の特徴から筋肉や筋膜の状態を理解し、ライフスタイルや動きのクセによって影響を受けている筋肉を見つけ出すことに重点を置きます。そして、それを施術のプランやホームケアアドバイスの手がかりとして活用します。

ボディリーディングのプロセスでは、セラピストはクライアントの体の特徴やパターンを注意深く観察します。姿勢の歪みや筋肉の緊張、柔軟性の欠如など、体の不均衡なパターンを見つけます。

エフェクティブタッチでは、パターン化した姿勢から短縮して硬くなった筋肉を特定します。そしてクライアントの主訴の原因を考察し、施術プランを立て、フィードバックを提供し、リピートのためのクロージングまで一連のサロンワークをおこないます。

　セラピストは、クライアントの姿勢から得られる情報を豊富にインプットし、それを施術結果としてアウトプットすることで、クライアントの健やかさに尽力します。リピーターの場合は、クライアントの体の変化や反応に注意を払いながら、そのつど施術プランを適切に調整し、クライアントの心地よさと快適さをサポートします。

　ボディリーディングは、セラピストとクライアントとのコミュニケーションの手段です。信頼関係を築くためにも重要です。セラピストはクライアントとの対話を通じて不快な状態や経緯を理解し、個別の施術プランを作成します。

　また、ボディリーディングはクライアントにとっても、自己理解と体の認識を深める機会となります。クライアントは自身の姿勢のパターンや習慣に気づき、それらの影響を理解することができます。セラピストはクライアントの個々の特性やライフスタイルに焦点を当て、適切なホームケアアドバイスやエクササイズを提供します。

　ボディリーディングを通じて、セラピストはクライアントのストーリーや体験に対して敬意を持ち、共感的なパートナーシップを構築します。クライアントは、セラピーを通じて自己の心身の状態を理解し、セラピストからバランスをとり戻す手助けを受けます。これにより、クライアントはセラピーの効果を実感し、セルフケアのパートナーとしてセラピストを指名してくださいます。

　セラピスト自身も継続的な学習と成長を通じてボディリーディングのスキルを向上させ、より効果的なケアを提供することが求められます。ボディリーディングの実践には時間と経験が必要ですが、その努力はクライアントの健康とウェルビーイングに大きな影響を与えます。

ファシアリリースとは

┃ エフェクティブタッチのコンセプト ┃

　ここで、サロンで公式に発表している「エフェクティブタッチのコンセプト」をご紹介します。

　　　心と身体の奥から温かさがあふれ出る。
　　　ぴたりと肌に吸い付くセラピストの手が温かさを全身のすみずみまで伝え広げていく。
　　　漂う精油の香りを吸い込むと心がほどけ、さらに身体のこわばりも溶けだしていく。
　　　たゆたうようなリズムに身を委ねる、身体と心の旅路。
　　　身体も、そして心までも。ふっくらと、みずみずしく満ちる。
　　　優しいタッチを通じて、貴方を丸ごと包んでいく。
　　　「自分がこんなにも生き生きとした存在だった」ということを、知る。
　　　心と身体が、バランスをとり戻す。

　　　エフェクティブタッチ® は、あなたの心と身体を優しくリバランスします。

　この文章は、エフェクティブタッチの真骨頂といえるファシアリリースの特徴を表現しました。施術の技術的なこと、ファシア（筋膜）や皮膚の感覚神経と血液やリンパの解剖生理学的なこと、Ｃ触覚線維を刺激してオキシトシンを分泌し、リラクゼーションを促すことを簡潔にまとめていますが、さまざまな意味が含まれているので本章で詳しく紹介します。

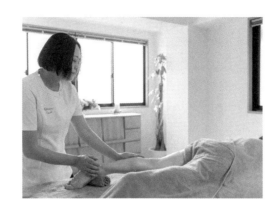

全身を包む膜のファシア（筋膜）とは

　ファシアは、一般的にほぼ認知されていない用語であり、施術者でも知らない人が多いと感じています。ファシアとは、英語でFasciaと書きます。カナ表記ではファシア（以後、ファシアと称する）またはファッシアと呼ばれていますが、日本語では総じて筋膜ともいわれています。しかし、用語の使い方はまだ定義があいまいで、医学的な研究が進行中であり、情報のアップデートを多くの施術家が待ち望んでいます。

　筋膜は、コラーゲン線維（膠原線維）を主体とした筋や筋群を包む結合組織の膜で、解剖書には「筋外膜（筋上膜)」「筋周膜」「筋内膜」が紹介されています。このほかに、筋外膜の表層で、皮下脂肪の深部にある緩い膜の「深筋膜」や、皮下脂肪の内部に含まれるコラーゲン線維が緩く面上につながった膜の「浅筋膜」などがあります。筋肉を結びつけたり、グループ分けしたりする「筋間膜」や、筋肉と骨をつなぐ「腱」や「腱膜」も含まれます。本書では、これらすべてをファシア（筋膜)と呼んでいます。

　「ファシア」は聞き慣れない言葉かもしれませんが、個々の筋肉を包み、筋肉同士を結合させて全身をひとつながりに包んでいる結合組織で、体の

すべての組織や細胞をつなげて、全体のつながりを保つ特徴を持っています。

　頭の先から足のつま先まで、皮膚、脂肪、筋肉、骨、臓器、神経のすべてをつなぐ糊（のり）のような存在でもあります。ありとあらゆるすき間を埋め尽くしていて、ファシアだけを取り出すことが可能ならば「人型」のボディスーツのようになるでしょう（下図）。このように、人間の体は本来ひとつにつながっているものなのです。つながっているがゆえに、局所的にアプローチするのではなく、全体をリリースすることで整うのです。エフェクティブタッチでは、このつながりを活用し、ファシア（主に浅筋膜や深筋膜）の機能を全体的にリリースするアプローチがおこなわれています。これをファシアリリースと呼んでいます。

　健康的でよい状態のファシアは、ファシア同士にすき間があり、組織

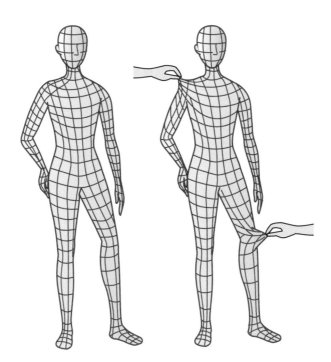

ファシアは全身を包むボディースーツのようなもの

間には潤沢な水分があり、つややかに輝いていて滑らかな状態です。この潤いがファシアや筋肉の動きに滑走性をもたらします。ファシアが癒着してしまうと水分の流れが滞り、滑走性が失われてしまうため、筋肉の動きの自由度も失われていきます。

　ファシアは「膜」なので、そのつくりは「面」として存在しています。
　ファシアリリースは、ファシアの癒着により、乱れた膜の面を掌を使って整え、滑走性を取り戻すことで全身のつながりを整え、姿勢のバランスや自由度を失った筋肉の動きをよい状態にします。
　たとえば、肩の部分に過度な筋膜の短縮ができると、その影響は肩だけでなく、他の部位にも広がります。肩のファシアを整えることで、他の部位のファシアのひきつれも解消される場合もありますし、逆に他の部位を整えることで肩も整うこともあります。これは、ファシアが全身に連結していることを示しています。
　ファシアの状態を整えるためには、掌を面状に使って皮膚の上を滑らせることが必要です。そのため、オイルトリートメントはオイルを潤滑油にして皮膚の上を滑らせることができるので、ファシアリリースに適しています。

▍ C触覚線維とオキシトシン ▍

　皮膚には、いくつかの感覚神経の受容器があります。触圧覚を感じる一般的な受容器には、メルケル盤・マイスネル小体・ルフィニ終末・パチニ小体があり、温痛覚を感じる受容器として自由神経終末があります。
　これらの受容器は皮膚の真皮と表皮の厚さ0.2mm〜2mm程度のところにあり、外界の刺激を感じ取り、感覚神経を通じてそれを脳に伝える役割を果たしています。この感覚神経の中で、心にはたらきかける特別なものがあります。それが「C触覚線維」です。
　C触覚線維は、近年発見された感覚神経の線維で、通常は温痛覚を感じる受容器である自由神経終末で触覚刺激を受けるとオキシトシンが分泌さ

れます。オキシトシンは「ハッピーホルモン」と呼ばれ、感情を動かして心地よさや幸せ、愛情を司るといわれています。

　また、オキシトシンは、セロトニンという心を安定させるホルモンの分泌を促します。セロトニンの効果はリラックスを高めたり、痛みを抑制したり、不安や抑うつを和らげたりする効果なども報告されています。エフェクティブタッチでは、Ｃ触覚線維のことを「特別な神経」と呼んでいます。なぜならば、触覚刺激の中で唯一、直接「心」にはたらきかける神経だからです。

　オキシトシンを分泌させる最良の方法は「タッチング」で、ゆっくりと撫でさする施術です。タッチングを受けるのは誰からでもいいわけではありません。オキシトシンの分泌を高めるには、触る人と触られる人との関係性が重要です。つまり、クライアントが心の開放を許したセラピストに触れられることが重要で、お互いに尊重し信頼し合う関係で幸福感が増します。

Ｃ触覚線維を刺激する 最適な手技はエフルラージュ

　Ｃ触覚線維を刺激する施術法に必要な要素は、「適度な圧」「優しく」「密着」「面であること」「ゆっくり」「一定のリズム」です。この触り方は、エフルラージュの手技が最適です。

　「適度な圧」とは、ボディの場合は皮膚の上から2㎜程度、顔の場合は0.5㎜程度の圧をかけることを意味します。クライアントが圧迫を感じる場合は、圧をかけすぎてしまい、苦しくてリラックスできない可能性があるため、注意が必要です。筋肉全体をつぶさずに「優しく」包み込むような圧をかけることが大切です。

　「密着」とは、掌に均一な圧がかかることを指します。指の関節、手首、掌の力を抜いて柔らかな手をつくり、掌全体を使います。指を広げずに面

をつくり、指先や手首に偏った圧を加えないようにします。

「面であること」とは、クライアントの体や顔のフォルムに沿って掌全体を面にして滑らすように使うことを意味します。ファシアは膜なので、面でアプローチすると効率よくリリースできます。

　セラピストは脱力し、むだな力を抜き、掌に集中することで、クライアントの皮下の違和感をキャッチすることができます。その部分はストロークを増やし、リリースを感じるまで丁寧におこないます。

　「ゆっくり」と「一定のリズム」とは、C触覚線維を刺激する適度な施術のスピードを指します。一般的には、1秒間に1〜10cmといわれていますが、オイルトリートメントでは、1秒間に5〜10cm程度のスピードが適しています。エフェクティブタッチの施術では、1秒間に5cm程度のゆっくりとした速度でおこないます。また、強弱やリズムが不規則な施術ではなく、一定のリズムでおこなうことも重要です。優しいタッチと一定のリズムは、副交感神経を優位にし、リラックスホルモンのセロトニンやハッピーホルモンのオキシトシンの分泌を促します。

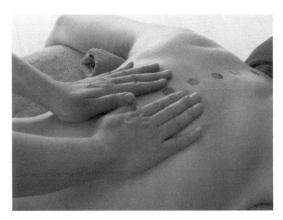

背中に5cm間隔にシールを貼って、1秒間に5cmと10cm
進むパターンのトリートメントスピードを比較する。

エフェクティブタッチの
ファシアリリースとは？

　エフェクティブタッチのファシアリリースは、施術の前のプロローグトリートメントから始まります。セラピストはクライアントの体に手を置き、クライアントの呼吸のリズムを確認して施術のリズムを決めていきます。また皮膚と脂肪の厚さを感じて、感覚受容器に刺激を与える深さも確認します。

　そして、ファシアや筋肉の弾力や張力を確認するために、ゆっくりとしたストロークやストレッチを繰り返しおこない、手に抵抗を感じる部分をチェックしていきます。クライアントは徐々にリラックスし、セラピストに心と体を委ねる準備に入ります。

　直接クライアントの肌に触れる施術のファーストタッチはオイル塗布です。セラピストの手のぬくもりと柔らかさ、しなやかさを伝えながらオイルの施術がスタートします。

　最初に、皮下の2mm程度まで圧をかけ、浅い層のファシアを意識して、皮膚の上を滑らせながらソフトに触れていきます。

　セラピストはクライアントの皮膚に手を密着させて全身をすみずみまで触ります。

　浅筋膜の癒着が緩んで皮膚に弾力が出てきたら、少し圧を深めて深層のファシアまで届くことを意識します。セラピストはファシアや筋肉の反発に抗わずに圧を受け入れてくれる深さまで押圧します。さらに、皮下組織の下層にある個々の筋肉を包む筋外膜にも圧が届くように施術をおこなうと、筋肉がほぐれていく感覚を得ることができます。

　セラピストの掌が、ミリ単位の違和感も見逃さないように微細に感じることができるのは、骨や筋肉の形状に「密着」しているからです。密着したストロークは、絹のハンカチにアイロンをかけるように繊細に丁寧に

おこないます。

　セラピスト自身が、リラックスして脱力できていると重厚感のある密着になり、施術の質を向上させます。

　クライアントはセラピストの優しいタッチングを通じて自分を包み込んでもらえるような安心感を得、次第に心地よさや幸福感に満たされます。

　全身につながるファシアをリリースするだけでなく、心と体のつながりも緩めていくセラピーです。深いリラクゼーションにより心が軽くなり、こわばっていた筋肉やファシアが緩むことで、クライアントは自分自身が生き生きとした存在であることに気づき、心と体のバランスを取り戻していきます。

column

コラム：エフェクティブタッチの理念

　エフェクティブタッチ®テクニークは、たった1回でも結果を出せるオイルトリートメントの真髄です。エフェクティブ（Effective）とは、「効果がある」「効果的な」という意味で、体や顔のバランスを本来のあるべきよい姿勢（クライアントが心地よいと感じる位置）に戻すことを目的として開発されたメソッドです。

　たった1回でも体が整う秘密は「筋肉」と「ファシア（筋膜）」を整えているから。クライアントは、まどろみの状態で施術を受け、施術後は心身がともに軽やかになっていることを目指したセラピーです。

　メソッドは2008年に開発しましたが、当初は、「筋肉と筋膜を意識した解剖学に基づいたオイルトリートメントで、エフルラージュの手技だけで1回の施術で結果が出せる！」という点にフォーカスをしていました。ところが、実際に施術をおこなうと、筋肉や筋膜以外にも、さまざまなメリットがあることが、お客様の声からわかってきたのです。

　エフェクティブタッチには、4つの大きなメリットがあります。

　1つ目は、血流やリンパの流れを促進します。セラピストの手が密着して触れた摩擦熱が、クライアントの体を温め、血流やリンパの流れをよくします。「施術でこんなに体がポカポカになるのは初めてです」と、9割以上のお客様が言ってくださいます。60分〜90分ずっと密着して触るのですから当然なのですが、開発当時はそこを意識していなかったのです。

　2つ目は、副交感神経を整えて深いリラクゼーションへと導きます。施術は、一定の圧とリズムでおこないます。一定の圧とリズムは、オキシトシンやセロトニンのホルモン分泌を促し、自律神経のバランスを整えると学術的にも証明されています。

　3つ目は、ファシアの癒着を緩めます。セラピストの手を面で密着させて施術することで、皮下浅層部のファシア（浅筋膜）同士の癒着をリリ

ースします。ファシアは膜なので、掌の面で施術すると緩みやすいのです。

　ファシアの癒着が緩むとファシアの間にすき間ができ、滞った箇所の水分代謝を促進させます。水分が細胞間に充填されると癒着したファシアが緩み、潤いが戻ることで皮膚がふっくらとしてきます（25ページ）。

　4つ目は、C触覚線維を刺激してオキシトシンの分泌を促します。人は、皮膚の感覚神経であるC触覚線維が刺激されると、脳に電気信号が送られ、オキシトシンというホルモンが分泌されることがわかっています。皮膚に触れることで、オキシトシンが分泌され、結果的にセロトニンも増え、自律神経のバランスが回復し、幸福を感じることができるのです。

　このC触覚線維を刺激する触り方の条件は、「優しく触れること」「密着して触れること」「ゆっくりと触れること」「広い面で触れること」といわれています。これらの要素は、エフェクティブタッチの触り方の条件と完全に一致しているのです。このことに気づいたとき、「エフェクティブタッチの触り方は、心にアプローチしているのだ！」と確信し、全身に鳥肌が立つほど喜びました。これはまさにエフェクティブタッチの真髄です。

　私たちセラピストは、クライアントの凝り固まった姿勢を直そうとするだけではありません。クライアントの個性や理想的な「心地よい姿勢」を尊重し、心身の健やかさを感じる姿勢を取り戻すことをサポートします。クライアントは、心身をセラピストに委ねることで、体が緩み、心が浄化され、心身に幸福感が満ち、健やかさを手に入れるでしょう。

　ゆっくりと優しく包み込まれるようなタッチは、「自分の存在を価値のあるものと受容され、尊重されている」と感じます。撫でさするエフルラージュを使い、「痛くない」「優しいタッチ」「ソフトタッチ」な施術です。

　それは、体全体をつなげるロングストロークで、クライアントのフォルムに合わせた波のように滑るしなやかな手技なのです。ゆったりとした一定のリズムが、体はバラバラな存在ではなく、1つの全体的な存在であることを思い出させ、心の統合も促すのです。

ボディリーディング

理論

ボディリーディングを始める前に

エフェクティブタッチのボディリーディングとは

　エフェクティブタッチのボディリーディングでは、クライアントの評価（アセスメント）はおこないません。関節の可動域の確認、痛みや症状が出る動かし方の評価が目的ではないからです。施術は、クライアントを診察、治療するものではなく、心地よさを提供するものです。

　ボディリーディングの目的は、「相手の体の状態を知り、施術のプランをする」「クライアントに現状を気づいてもらう」「クライアントに健康意識や美容意識を向上してもらう」「セラピストとクライアントとの信頼関係を構築する」ことです。

　リーディングは立位で、「前面・後面」「左右の側面」の４面からおこないます。直立したままでは観察できる範囲に制限があると考えるかもしれませんが、クライアントの姿勢を見えたままの形として捉え、その形をつくっている筋肉や筋膜の自由度が失われている部分を見ます。

　また、骨格や筋肉の構造性の問題を見るのではありません。日常の動作の癖や、よく使われる筋肉の短縮具合や筋膜の引きつれや癒着など、機能性の問題によって起こった姿勢の傾きを見ます。

　歩き方の癖、立ち仕事やデスクワーク、家事や育児などをおこなうときの動作の癖、呼吸のしかた、寝ているときの動きですら、筋肉の長さや自由度は変化していきます。このように使う筋肉の偏りや、長時間同じ姿勢を繰り返すことで、姿勢は傾き、中心にバランスを保つことが難しくなっていきます。

人は特定の筋肉が短縮しすぎると、それを補うように過度に別の筋肉を伸張させて、全身の骨格筋を調整しながら立位をキープしているのです。その時間が長くなればなるほど、姿勢の乱れが生じます。

　ボディリーディングで得た情報は、接客、おもてなし、お客様とのトークやリピート対策など、一連のサロンワークすべてに役立てることができます。サロンの現場では、ボディリーディングは必須のスキルであり、お客様のパーソナルセラピストになるための第一歩になります。

▌結果を出すということ▌

　ボディリーディングは、施術のビフォーとアフターのチェックが基本です。セラピストは、ビフォーのリーディングをおこないながら、クライアントの体の状態を確認し、施術のプランを立てます。

　クライアントが、自身の体の状態に気づけるように、セラピストは情報を伝えながらボディリーディングをおこないます。自分の姿勢やバランスについて熟知しているクライアントは、ほとんどいません。現状を知ることで結果が出たことに気づいてもらえるのです。この気づきが、健康志向や美容意識を向上させ、健やかさを保つための鍵となり、クライアントの考え方や行動の質を高めることにつながります。

　施術後は、アフターリーディングをおこない、クライアントとともに施術前と後のバランスの整い方や、主訴の問題が解決されたかなどを確認します。結果が出たときには、セラピストへの信頼が高まり、リピートや指名につながるので、エフェクティブタッチ・テクニークではセラピストとクライアントの相互確認を重視しています。

▌ボディリーディングの心得▌

　ボディリーディングは、全身を多くの視点でチェックするため、不良姿勢やバランスの悪さについてネガティブな情報を伝え続けると、時にクライアントを傷つけてしまう可能性があります。クライアントは、安心安

全の場であるサロンに、心地よくなることを目的として来店されます。

　ですから、ボディリーディングによって気分を凹ませたり、不快感を与えたりしないように、言葉選びには十分な配慮が必要です。エフェクティブタッチでは「ボディリーディングの心得10か条」を設けています。

<ボディリーディングの心得 10 か条>

笑顔で

独り言にならないように

相手の目を見て

慌てず、ゆっくり、丁寧に

専門用語を使わない

わかりやすく

長くならずにシンプルに

黙らず話しかけながら

使用しない NG ワードを決めておき

整っている箇所を 3 個以上伝えること

　セラピストは、「サロンは心地よくなる居場所」であることを忘れずにクライアントに接し、幸せな気持ちで過ごしていただくことを第一優先にボディリーディングをおこないます。常に笑顔で接し、リーディングに一生懸命になり過ぎてクライアントを放置しないように注意します。黙々とおこなうボディリーディングは、相手を不安にすることが多々あります。

　セラピストは、心に余裕を持ち、相手の目を見て話しかけながらおこないます。また、クライアントがネガティブになるような言葉遣いをしないように、「使ってはいけない NG ワード」を設定しておくとよいでしょう。

　クライアントの体に不必要に何度も触ったり、力強くつかんだり、乱暴扱いをしないように心がけましょう。整っている箇所、血色のよい肌、適度な温度、元気さ、健やかさなど、よい点を必ず3つ以上伝えます。

コラム：カルテを宝ものにしよう

　カルテには、クライアントの基礎情報（名前、連絡先、職業）のほか、サロンへの来店理由、主訴、受けたメニュー、購入品や、既往歴、通院情報、体調や心の状態、家族、趣味、ライフイベントなど、非常にプライベートな個人情報まで詰め込まれています。セラピストは、カルテを活用してクライアントのパーソナルケアに取り組む必要があります。

　クライアントに信頼され、安定したリピートをいただくパーソナルセラピストになるための、カルテの活用方法をご紹介します。

ステップ１：必ず反省会をする

　接客や施術の当日に、その日の接客や施術でよかった点や要因、逆に結果が出せなかったことや接客面で改善点を１つ以上記入します。

ステップ２：次回のタスクを考える

　クライアントが次回の予約を入れていなくてもおこないます。ステップ１で改善が必要な点の解決策を考えておきます。またよかった点は再来店時に実行できるようにタスク（やるべきこと）として書き出しましょう。

ステップ３：タスクを実行する

　クライアントが再来店したときに、ステップ２のタスクを実行します。必要な準備がある場合は、来店までにタスクを完了させましょう。

　カルテは、この３つのステップを繰り返すことで貴重な情報の宝庫となります。セラピストはクライアントにとって必要不可欠な存在となり、パーソナルセラピストへと成長していきます。

ボディリーディングの表現

エフェクティブタッチのボディリーディングで用いる運動用語を理解する

　一般的に使われている運動用語は、体の動きを表す言葉で、関節の動きごとに決まっています。骨格筋は両端で腱となって骨に付着しています。ほとんどの骨格筋は関節をまたいで骨と骨をつなぎ、その腱が骨に付着する部位を起始・停止といいます。通常は、起始は体の中心に近い側で運動時に固定されているか、または動きが少ない側で、停止は体の中心から遠い側、運動時に大きく動く側です。

　自然に歩く、動くなど多くの日常動作では、筋肉は起始側を固定して体を動かすので、運動用語は停止側が起始側に近づいてくる動きを前提に使われています。

　ところが、エフェクティブタッチのボディリーディングは、クライアントに直立をキープしてもらい、動きはなく、関節が固定された状態でおこないます。体が動くのではなく、姿勢が傾く傾向を見ていくことになるため、本書では、通常は固定されている「起始」側が「停止」側に向かって近づいた状態で運動用語を使用する記述が多くなります。

　この考え方は、一般の運動機能解剖学の動きと反対の骨の動きを表現することになるため、混乱するかもしれません。エフェクティブタッチの中で使われる「動きを表す言葉」については、本書でよく理解しておきましょう。

　動作が生じていなくても、姿勢の傾きをリーディングすることで、姿勢をかためている筋肉を見つけていくことが、エフェクティブタッチのリーディング法です。

ボディリーディングで用いる運動用語

　次ページより「関節の動き」と「骨の動き」の、運動用語を紹介します。さらに、日常の動作で使われている「通常の運動用語」と、エフェクティブタッチのボディリーディングで使う用語を「エフェクティブタッチの表現」として、関節別に紹介します。クライアントに、筋肉や筋膜に緊張がないように立ってもらい、腕を自然におろした状態を基準の姿勢に定義し、その姿勢を読みます。

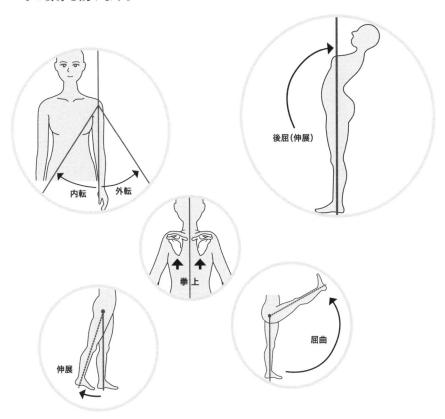

内転　外転

後屈（伸展）

挙上

屈曲

伸展

肩関節

【屈曲と伸展】

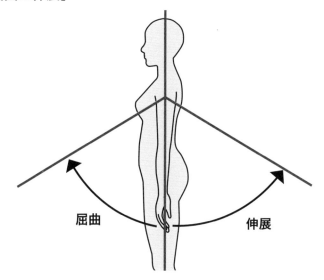

屈曲　　　　　　　　伸展

・通常の運動用語

　腕を前に上げることを肩関節の屈曲といいます。そして、後ろに上げることを伸展といいます。

・エフェクティブタッチの表現

　基本の姿勢は、腕を重心線上にまっすぐ下垂させた状態です。腕が、重心線から少しでも前方に上がっていたら、肩関節の屈曲と表現します。

　臨床の場では肩関節の伸展はほとんど見ることがなく、肩関節の屈曲のケースが多いです。

肩関節

【内転と外転】

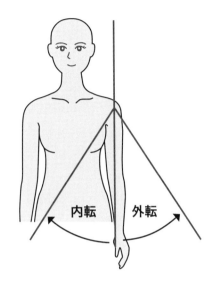

内転　外転

・通常の運動用語

　腕を体の内側に向かって回すことを内転といいます。そして、体の外側方向に回すことを外転といいます。

・エフェクティブタッチの表現

　基本の姿勢は、大腿側面の大転子に前腕が触れた状態です。腕が、大転子から少しでも大腿前面の方に向かって見えたら肩関節の内転と表現します。このとき、同時に腕の内旋も起こっているので、手の甲が太もも側面に下垂された状態よりも面積がたくさん見えます。また肩関節の屈曲も起こっています。

　内転とは逆で、腕が大腿部側面から離れて見えたら肩関節の外転と表現します。肩関節では「内転、内旋、屈曲」「外転、内旋、屈曲」が複合して起こります。

　臨床の場でも複合しているケースを多々見ます。これらは肩まわりのつらさの原因のひとつなので、複合のケースを見落とさないようにボディリーディングしていきます。

肩関節

【内旋と外旋】

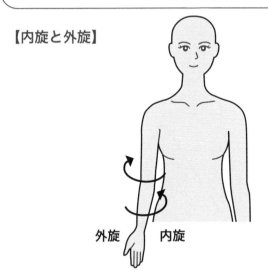

外旋　　内旋

・通常の運動用語

　腕が肩の付け根で内側に回っていることを内旋といいます。そして、外側に回っていることを外旋といいます。通常の運動時には肩関節の内旋・外旋の動きと肘関節の回内・回外の動きが同時に起こることが多いです。

・エフェクティブタッチの表現

　基本の姿勢は、腕を重心線上に下垂させ、大腿部の側面に手掌（しゅしょう）が向いた状態です。エフェクティブタッチのボディリーディングでは、肩関節の内外旋を手掌の向きで見ていきます。

　手掌の向きが、基本姿勢から内側に回旋し、手の甲が前面に向かって見えることを内旋、外側に回旋し、手掌が前面に向かって見えることを外旋と表現します。手掌の向きが変わることは、肩関節の回旋以外にも肘関節の回旋も考えられます（43ページ）。

　臨床の場では、肩関節の外旋は少ないです。手の甲が前面に見えて肩が内巻きになる「肩関節の内旋」と「肩甲骨の前進」が複合しているケースを多く見ます。

肩甲骨

【前進（外転）と後退（内転）】

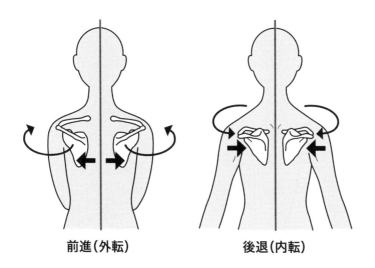

前進（外転）　　　　　　　　　後退（内転）

・通常の運動用語

　肩を前に出し、背部から見て両側の肩甲骨が外側に離れる動きを、肩甲骨の前進、または外転といいます。そして、両側の肩甲骨が内側に近づく動きを、肩甲骨の後退または内転といいます。

・エフェクティブタッチの表現

　ボディリーディングでは横から見ます。エフェクティブタッチの基本の姿勢は、肩峰が重心線上にある状態です。肩峰が重心線から前にある場合には肩甲骨の前進といい、重心線より後ろにある場合には肩甲骨の後退と表現します。

　エフェクティブタッチでは肩甲骨の肋骨のカーブを前後に滑走する動きをイメージしているので、肩甲骨の内転と外転という表現よりも「前進」と「後退」のワードを常用します。また後面のボディリーディングのとき

に肩甲骨の位置を見ることで、これらを確認できます。両側の肩甲骨の内側縁と体の正中線の間の距離が近づいていれば後退（内転）、離れていれば前進（外転）と表現します。臨床の場では、肩甲骨の後退を見るケースは少なく、圧倒的に肩甲骨の前進のケースが多いです。

〈胸側〉

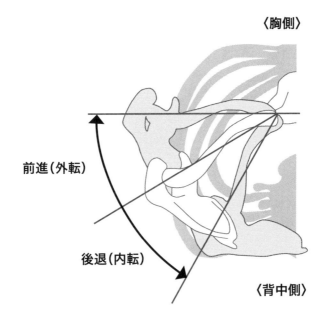

前進(外転)

後退(内転)

〈背中側〉

肩甲骨

【挙上と下制】

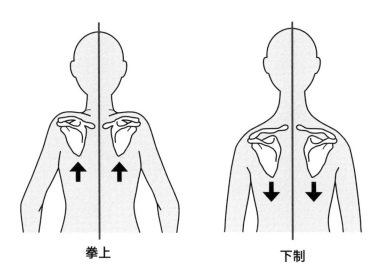

挙上　　　　　　　　下制

・通常の運動用語

　肩甲骨を上げることを挙上といいます。そして、肩甲骨を下げること
を下制といいます。

・エフェクティブタッチの表現

　ボディリーディングでは、前面から肩の高低差を見ていきます。エフ
ェクティブタッチの基本の姿勢は、鎖骨が水平な状態です。左右の鎖骨の
高さに差があるか、または両方とも水平よりも挙上または下制して見える
かなどを見ていきます。

　鎖骨が基本姿勢より上がって見えたら肩甲骨の挙上、鎖骨が基本姿勢
より下がって見えたら肩甲骨の下制と表現します。このとき同時に、肩甲
骨と鎖骨と上腕骨が連動して、肩甲骨の挙上や下制をしています。臨床の
場では、どちらか片方の肩が挙上または下制しているケースが多いです。

肘関節

【屈曲と伸展】

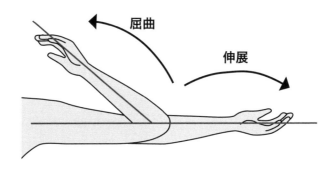

・通常の運動用語

　肘を曲げることを屈曲といい、肘を伸ばすことを伸展といいます。

・エフェクティブタッチの表現

　基本の姿勢は、肘関節が曲がらずに重心線上に下垂した状態です。この基本姿勢から少しでも肘が曲がっていたら肘関節の屈曲といい、肘が曲がることなく下垂状態である場合を、肘関節の伸展と表現します。臨床の場では、肘が真っすぐにならずに曲がったままの状態を多く見ます。

肘関節

【回内と回外】

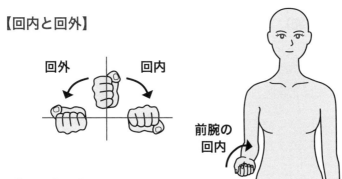

回外　回内

前腕の
回内

・通常の運動用語

　前腕を回転軸にして、親指が内側に向くようにねじる動きを回内といいます。そして、親指が外側を向くようにねじる動きを回外といいます。手が動くように見えますが、実際に動いている関節は手関節ではなく、肘関節です。通常の運動時には肩関節の内旋・外旋の動きと肘関節の回内・回外の動きが同時に起こることが多いです。

・エフェクティブタッチの表現

　エフェクティブタッチでは、前面から見ます。基本の姿勢は、腕を重心線上にまっすぐ下垂させ、大腿部の側面に手掌が向いた状態です。

　肩関節の回旋がない場合、手掌の向きが基本姿勢から内側に回旋し、手の甲が前面に向かって見えることを回内、外側に回旋し、手掌が前面に向かって見えることを回外と表現します。

　手の甲や手掌の向きが変化している場合、手首が回っているように見えますが、これらは手関節ではなく、肩関節や肘関節の回旋で起こります。ですから回旋が見えたとしても、肘関節ではなく、肩関節の回旋かもしれません。または肩関節と肘関節のねじれが同時に起きていることも考えられます。臨床の場では、肩関節の内旋が多いので、まずは肩関節の内旋にアプローチして、変化がなかった場合には肘関節の回内を意識した施術をおこなうとよいでしょう。

手関節

【尺屈（内転）と撓屈（外転）】

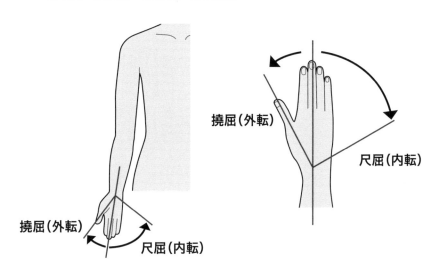

・通常の運動用語

　手関節の運動で、手を小指側に向ける動きを尺屈または内転といいます。そして、手が親指側を向く動きを撓屈または外転といいます。

　解剖学的体位（肢位）は、掌（手掌）を前に向けて立った状態から考えることが基本になります。ですから撓骨側に屈曲していたら外転といい、尺骨側に屈曲していたら内転といいます。

・エフェクティブタッチの表現

　ボディリーディングでは、側面から見ます。基本の姿勢は、手関節が曲がらずに重心線上に腕をまっすぐ下垂させた状態です。

　この基本姿勢から手首が撓骨側に傾いて見えたら撓屈、尺骨側に傾いて見えたら尺屈と表現します。手関節の運動用語は、「外転・内転」も使われますが、わかりやすいように「撓屈・尺屈」を常用します。

手関節

【掌屈（屈曲）と背屈（伸展）】

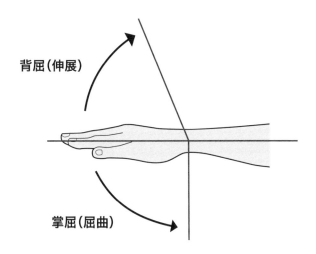

背屈（伸展）

掌屈（屈曲）

・通常の運動用語

　手関節の運動で、手を掌側に曲げる動きを掌屈または屈曲といいます。そして、手を背側に曲げる動きを背屈または伸展といいます。

・エフェクティブタッチの表現

　ボディリーディングでは、前面から見ます。基本の姿勢は、手関節が曲がらずに重心線上に腕をまっすぐ下垂させた状態です。

　この基本姿勢から手首の向きが掌側に傾いて見えたら掌屈（屈曲）、手の背側に傾いて見えたら背屈（伸展）と表現します。手関節の運動用語は、「屈曲・伸展」も使われますが、エフェクティブタッチではわかりやすいように「掌屈・背屈」を常用します。

股関節

【屈曲と伸展（⇔骨盤の前傾・後傾との関係）】

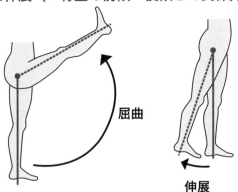

屈曲

伸展

・通常の運動用語

　脚の付け根から前に上げ、脚とお腹の角度が狭まることを屈曲といい、後ろに上げ、脚とお腹の角度が広がることを伸展といいます。

・エフェクティブタッチの表現

　基本の姿勢は、骨盤の上前腸骨棘（ASIS）と恥骨結合を結んだ線が直線になる状態です。ボディリーディングでは、直立で下肢を固定した状態でおこなうので、上図（左）のように、下肢が前に上がっている状態を見ることはできません。下肢を固定した状態では股関節が動くと骨盤が傾斜

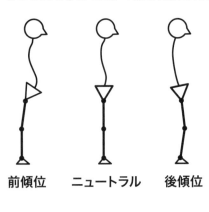

前傾位　　ニュートラル　　後傾位

するので、その傾き方（左図）を見ていきます。下肢が固定されている場合、股関節の屈曲では骨盤が前傾位となるので、これを「そり腰・骨盤前傾」と表現します。下肢が固定されて股関節が伸展すると骨盤は後傾位となるので、これを「骨盤後傾」と表現します。

股関節

【内転と外転】

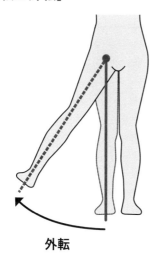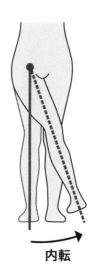

外転　　　　　　　　内転

・通常の運動用語

　脚を付け根から体の内側に回転させることを内転といいます。体の外側に回転させることを外転といいます。

・エフェクティブタッチの表現

　ボディリーディングでは、直立で下肢を固定した状態でおこなうので、上図のような下肢の内外転の状態を見ることはできません。

　臨床の場では、クライアントがベッドに寝ているときに下肢の内外転を確認します。基本の姿勢は、クライアントの体幹自体を軸にして頭と体幹と下肢が真っすぐに寝ていて体の中心が正中線上にある状態です。この基本姿勢から下肢が体の正中線よりも内側に閉じているほうの脚を内転、離れているほうの脚を外転と表現します。片脚が内転、もう片方の脚が外転して寝ているケースが多く、両脚とも外側に大きく開き、外転しているケースも見ることがあります。

股関節

【内旋と外旋】

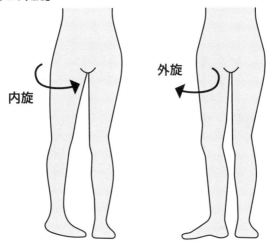

内旋　外旋

・通常の運動用語

　脚を付け根から内側にねじることを内旋といい、外側にねじることを
外旋といいます。通常は、膝を伸ばした状態で足先を内側に向ける動きが
股関節の内旋、足先を外側に向けるのが股関節の外旋になります。

・エフェクティブタッチの表現

　ボディリーディングでは、つま先の方向をクライアントに指示しない
で自然にリラックスして立ってもらい、足のつま先が向く方向で股関節の
回旋を見ます。

　基本の姿勢は、両方の足先が前面を向いている状態です。膝が曲がら
ずに伸びた状態で、つま先が内側を向いていたら股関節の内旋、外側を向
いていたら股関節の外旋と表現します。このとき、膝が伸びずに曲がって
しまうケースでは、膝関節の回旋も考えられます（195 ページ）。

　臨床の場では、内旋、外旋どちらもよく見ます。下肢を固定して骨盤
側が動いた場合の股関節の内旋と外旋のケースもあります（56 ページ）。

膝関節

【屈曲と伸展】

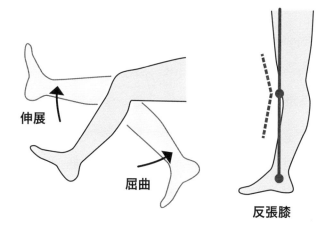

伸展

屈曲

反張膝

・通常の運動用語

　膝を曲げることを屈曲といい、伸ばすことを伸展といいます。

・エフェクティブタッチの表現

　ボディリーディングでは、直立で下肢を固定した状態でおこなうので、（上図左）のように膝を曲げ伸ばしする動きを見ることはできません。

　ボディリーディングは、側面から膝関節の屈曲と伸展を見ます。基本の姿勢は、膝関節が真っすぐに伸びている状態です。この基本姿勢よりも曲がっている場合には屈曲、伸展しすぎている場合は「反張膝（はんちょうしつ／はんちょうひざ）」（上図右）と表現します。

　臨床の場では着衣のままおこなうため、ボディリーディングリーディングでは下肢の形を見ることができない場合もあります。その場合には施術中に確認していきます。

膝関節

【内旋と外旋】

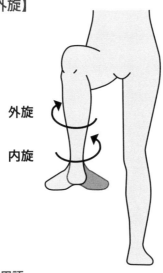

外旋

内旋

・通常の運動用語

　股関節は固定して膝が屈曲した状態で、足先が内側に向くように膝を
ねじることを内旋といい、足先が外側に向くように膝をねじることを外旋
といいます。

・エフェクティブタッチの表現

　ボディリーディングでは、前面から見ます。膝関節は完全に伸展して
いる場合はほとんど回旋しません。そのため、膝の回旋だけを立位で見る
ことは難しく、膝関節が内旋するときは同時に屈曲も起きています。外旋
も同様ですが、外旋は膝が完全に伸展していても、わずかに起こります。

　また、膝関節とともに股関節や足関節も連動し、下肢の形がO脚の場
合は、股関節は外旋、膝関節は内旋、足関節は内がえしが同時に起きてい
ます。そのため下肢のボディリーディングでは、膝関節だけでなく、股関
節と足関節のボディリーディングをしてから下肢の形（美脚、O脚、X脚、
XO脚）を表現します（195ページ）。

足関節

【内がえしと外がえし】

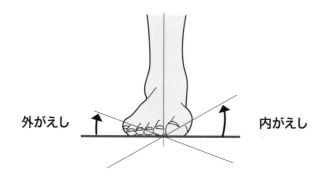

外がえし　　　　　　　　　内がえし

・通常の運動用語

　足関節の前額面の運動で、床の面に向かって足底が内側を向く動きを内がえしといいます。足底が外側を向く動きを外がえしといいます。

・エフェクティブタッチの表現

　ボディリーディングでは、直立の状態の足関節の向きを見ます。前面と後面から確認できます。基本の姿勢は、床の面に足底が内側も外側も均一についている状態です。

　この基本姿勢から、床の面に向かって足底が内側に傾いて見えたら内がえし、足底が外側に傾いて見えたら外がえしと表現します。また解剖書では「内反・外反」という用語を目にすることもありますが、内反・外反はそれぞれ内がえし・外がえし方向へ足が変形してしまった状態（内反足・外反足）を指すので、エフェクティブタッチでは「内がえし・外がえし」の用語を常用します。

　臨床の場では、内がえし・外がえしは実際に足の内側や外側が床から離れるほどではなく、体重をかける部分が足の外側や内側になる程度です。ですからボディリーディングでは見た目だけでなく、足底にかかる荷重バランスの確認も重要視しています。

第1章

ボディリーディング理論

体幹（脊柱）

【前屈（屈曲）と後屈（伸展）】

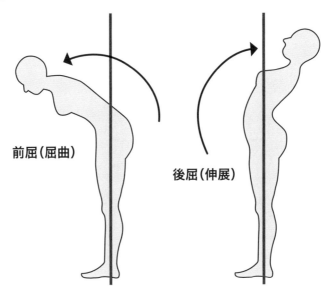

前屈（屈曲）　　　　　　後屈（伸展）

・通常の運動用語

　脊柱を前に曲げることを前屈（屈曲）といい、後ろに曲げることを後屈（伸展）といいます。

・エフェクティブタッチの表現

　ボディリーディングでは側面から脊柱の前後の曲がり具合を見ます。基本の姿勢は、重心線に脊柱が位置している状態です。この基本姿勢から、脊柱が前に曲がって見えることを前屈（屈曲）といい、後ろに曲がって見えることを後屈（伸展）と表現します。

　臨床の場では、図のように大きく脊柱の前屈や後屈を見ることは少ないですが、体が前に倒れていきそうなほど前のめりに見える場合や、後ろに倒れてしまいそうな姿勢に見えることは多々あります。

体幹（脊柱）

【右回旋と左回旋（⇔骨盤の右回旋・左回旋との関係）】

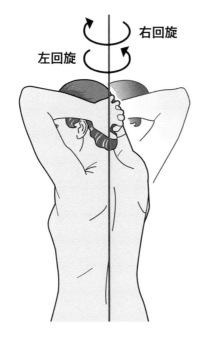

右回旋

左回旋

・通常の運動用語

　胸腰部の回旋は、脊柱の動きになります。脊柱を回転軸にして右側に回ることを右回旋といい、左側に回ることを左回旋といいます。

・エフェクティブタッチの表現

　臨床の場では、胸腰部と骨盤どちらも回旋して見えるケースが多いので、胸腰部を固定するパターンと骨盤を固定して見る2つのパターンでリーディングをおこないます。ボディリーディングでは、前面または後面から見ます。

　基本の姿勢は、脊柱を軸とした回旋がなく、体幹が前面を向いた状態です。この基本姿勢から、体幹（脊柱）が右に回って見えることを右回旋といい、左に回って見えることを左回旋と表現します。

エフェクティブタッチでは骨盤の回旋（56ページ）と脊柱の回旋を分けてリーディングします。脊柱の回旋は、骨盤を固定した状態でボディリーディングをおこないます。骨盤が前面を向いていなかったら前面に向けて固定した状態で体幹（脊柱）の回旋の有無を確認します。この場合、骨盤が回旋しているクライアントには、体幹（脊柱）の回旋に合わせて骨盤が回旋しない状態をつくっているので、骨盤と脊柱は必ず逆方向に回旋しています。脊柱のボディリーディングでは、特に胸腰部のねじれ具合を形として捉えていきます。

体幹（脊柱）

【側屈】

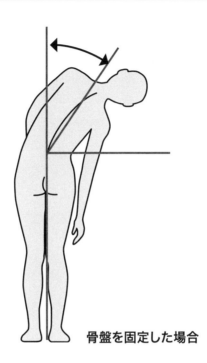

骨盤を固定した場合

・通常の運動用語

脊柱が横に曲がる動きを側屈といい、右に曲がる場合は右に側屈、左に曲がる場合は左に側屈となります。

・エフェクティブタッチの表現

ボディリーディングでは前面または後面から骨盤を固定した状態で見ます。基本の姿勢は、頭と体幹、下肢が真っすぐで体の中心が正中線上にある状態です。この基本姿勢から、体幹（体）が右に曲がって見えることを右に側屈といい、左に曲がって見えることを左に側屈と表現します。

脊柱の側屈のリーディングでは側弯（そくわん）の有無についても確認します。この側弯が構造性または機能性かどうかを見る必要があります（ボディリーディングの視点。63 ページ）。

骨盤

【体幹固定時の右回旋と左回旋（⇔脊柱の回旋）】

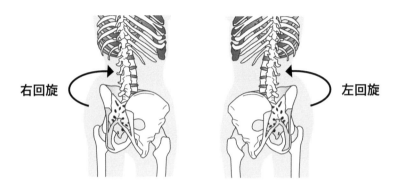

右回旋　　　　　　　　　　　　　　　　　　　　左回旋

・通常の運動用語

　左の骨盤が前方へ右の骨盤が後方へ回ることを右回旋といい、右の骨盤が前方へ、左の骨盤が後方へ回っていることを左回旋といいます。右回旋は時計回り、左回旋は反時計回りになります。

・エフェクティブタッチの表現

　骨盤と脊柱の回旋を分けてリーディングをおこないます。臨床の場では、図のように脊柱（胸腰部）と骨盤がどちらも回旋しているケースが多いので、脊柱（胸腰部）と骨盤を固定する２つのパターンで確認します。

　ボディリーディングでは前面または後面から見ます。基本の姿勢は、左右の上前腸骨棘（ASIS）の位置が前額面で同じところに位置している状態です。この基本姿勢から、前面から見たときに、右側の上前腸骨棘が後ろ、左側の上前腸骨棘が前に見えることを骨盤の右回旋といい、その逆を左回旋と表現します。

　骨盤の回旋を見るときは胸腰部（体幹部）を固定してボディリーディングをおこないます。胸腰部（体幹部）が前面を向いていなかったら、前面に向けて固定した状態で骨盤の回旋の有無を確認します。この場合、脊

柱（胸腰部）が回旋しているクライアントには、骨盤の回旋に合わせて脊柱が回旋しない状態をつくっているので、脊柱と骨盤は必ず逆方向に回旋しています。胸腰部（体幹部）を前面に向かせた状態でリーディングをすると、股関節における下肢と骨盤の回旋の有無を見ることができます。

下肢を固定した状態で 骨盤の回旋を見るということは……

通常の運動では、骨盤の回旋は歩行時など、下肢が動く状態で起こりますが、ボディリーディングは立ったままおこなうので、下肢を固定した状態で骨盤の回旋を見ます（下図）。

下図のケースは、骨盤が右方へ旋回しているので「骨盤の右回旋」や「右骨盤の後方回旋と左骨盤の前方回旋」と表現します。

このとき、右の股関節は内旋、左の股関節では外旋が起きています。下肢を固定した状態での股関節の内旋と外旋は、足のつま先を動かした場合と同様に骨盤と下肢の角度変化からその関係を考えるとわかりやすいでしょう。下図では、右の大腿骨頭・足のつま先（親指）と骨盤の恥骨側の角度が小さく（狭く）なるので、股関節は内旋している状態で、反対側（左）の股関節は逆に角度が大きくなるので外旋している状態です。実際は体幹や下肢が複合的に骨盤に影響を与え、回旋が起きると考えられるので、部分的ではなく、全身を俯瞰してリーディングしていく必要があります。

※角度が狭くなる：内旋
※角度が広くなる：外旋

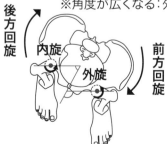

後方回旋　内旋　外旋　前方回旋

骨盤

【骨盤の前傾と後傾（⇔股関節の屈曲・伸展との関係）】

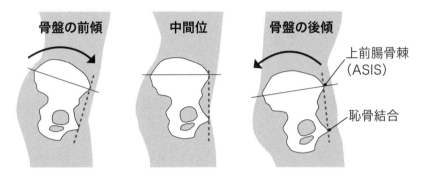

骨盤の前傾　　　　　　中間位　　　　　　　骨盤の後傾

上前腸骨棘
（ASIS）

恥骨結合

・通常の運動用語

　恥骨結合と上前腸骨棘（ASIS）のラインが直線になる状態（上図中）を骨盤の中間位といいます。そして上前腸骨棘よりも恥骨結合が後ろになることを骨盤の前傾といい、上前腸骨棘よりも恥骨結合が前になることを骨盤の後傾といいます。

・エフェクティブタッチの表現

　ボディリーディングでは、側面から見ますが、下肢が固定された状態だと股関節が動いて骨盤が傾斜するので、その傾き方を見ていきます。基本の姿勢は、骨盤の上前腸骨棘と恥骨結合を結んだ線が直線になる状態です。この基本姿勢から、上前腸骨棘よりも恥骨結合が後ろになることを骨盤の前傾といい、上前腸骨棘よりも恥骨結合が前になることを骨盤の後傾といいます。

　上図（左）は骨盤が前傾しているので「そり腰」や「骨盤前傾」と表現します。このとき、同時に股関節では屈曲が起きています。また、上図（右）は骨盤が後傾しているので「骨盤後傾」と表現します。このときは、同時に股関節の伸展が起きています。臨床の場では着衣のままのおこなうため、クライアントの腰部を触って弯曲具合を確認していきます。

ボディリーディング

総論

視点と工程（ステップ1〜10）

ボディリーディングのプロセス

▌10 のステップ▐

　エフェクティブタッチのボディリーディングは、高いクオリティを保つために標準化した 10 の工程を設けています。クライアントが、入店から退店するまでの一連のサロンワークでおこなうコンサルテーション、ボディリーディング、施術、接客、アフターリーディング、クロージングまでを明確にプロセス化しています。

　「10 のステップ」には、小さなサロンでも安定した収益を得るために必要な、信頼されるセラピストになり、長期的にリピートしていただけるサロン運営のノウハウが詰まっています。ボディリーディングの一連のステップは、セラピストとクライアントの共同作業です。クライアントの主訴の解決策をプランし、その後の経過を長期的に見ていくうえでも、必須のスキルです。主訴を解決するための目標を明確にすることは、クライアントの健康意識や美容意識を向上させ、定期的な来店にもつながります。

サロンワークのしくみ

接客の流れ	サロンワーク	ボディリーディングのステップ
サロンにご来店	お茶やおしぼりを出し、ご来店の要望を聞く	**ステップ1**：主訴の確認
ボディリーディングスタート	私服のままボディリーディングをする	**ステップ2**：重心バランスの確認 **ステップ3**：360°のボディリーディング **ステップ4**：姿勢のタイプを決定
バスローブに着替える	フットバスの準備をする	
フットバスに入りながらパーソナルコンサルテーション	精油のブレンディングをしたり、リーディングの結果や施術のプランを伝える	**ステップ5**：主訴の原因を考察 **ステップ6**：施術の重点部位を選択 **ステップ7**：アプローチする筋肉を選択 **ステップ8**：施術のプランニング
トリートメント	自分がプランした施術をおこなう	**ステップ9**：結果を出すトリートメント実施
私服に着替える	アフターのお茶の準備をする	
アフターのクロージング	ホームケアアドバイスをして、次の予約につながるトークをする	**ステップ10**：アフターリーディングとフィードバック

第2章

ボディリーディング総論

ステップ 1

主訴の確認

　主訴は、ボディリーディングを始める前に最初に確認します。なぜなら主訴の原因を考えながらリーディングをして、仮説を立てる作業を同時進行でおこなう必要があるからです。サロンの現場では、リーディングだけに多くの時間をかけることができませんので、手際よく進めるためにも主訴の確認は最初におこないます。

　クライアントが訴える問題が、いつ頃から起こったのか、急性か、慢性か、思いあたる点があるか、について確認します。急性で痛みや痺れなどの症状が出ているケースや、慢性でも何らかの症状が出ている最中は、トリートメントを控え、医師や専門家への受診を促します。

ステップ 2

重心バランスの確認

　主訴の次に確認するのは重心バランスです。エフェクティブタッチでは全身の筋膜と筋肉を整えるので、施術後、「バランスが整った！」「ドシッと安定感が出た！」と感じることができます。アフターリーディングで結果の確認をする際に、バランスはほとんどのクライアントが体感できる結果になりますので、施術前に必ず確認します。

　重心バランスの確認は、バスローブに着替える前の着衣の状態でおこなうことをおすすめします。アフターリーディングは、洋服に着替えたあとにおこなうため、同じ状況でビフォー＆アフターを見ることができるからです。

　初めてのボディリーディングでは緊張するケースがあるので、深呼吸や脱力などで、リラックスして自然に立つことを促します。立ち方は、セラピストに向かって前面に向き、踵の位置を一直線上に揃えるように指示します（次ページ）。それ以外は足先の開き方、踵の内側をくっつけるな

どの示指はしないで自然に立ってもらいます。

　踵を置く線は、サロンの床のフローリングのラインや、マスキングテープなどで印をつけておくとよいでしょう。

　重心バランスを確認する点は、「前荷重」「後荷重」「左荷重」「右荷重」「外荷重」「内荷重」「不安定（グラグラしている）」です。クライアントが、足の裏に感じる体重のバランスを「前後」「左右」「内外」の３パターンで確認し、カルテに記入します。

　この３パターンを確認しているときに、クライアントが答えられない場合や迷っているときは、セラピストから、「グラグラしていますか？」と声をかけ、バランスが不安定なパターンも確認します。カルテには、足の裏のイラストを入れて、荷重がかかっている部分に印を入れるとよいでしょう。

　ボディリーディングを強みにしているサロンでは、施術前と後の撮影をおこなうケースもあります。

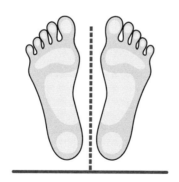

ステップ３
ボディリーディングの視点〈前面〉

「前面」「後面」「右側面」「左側面」の４つの視点でおこないます。ここでは、「前面」からの視点について紹介します。

セラピストは、クライアントの前面に立ちます。前面では、左右の高低差や回旋、内外転を確認します。臨床の場では、カルテに詳細に記入する時間がないので、矢印、数字、単語などで端的に表現します。

ボディリーディングでバランスが整っている箇所にも、必ず「○」や「OK」などの単語を入れます。あとから見返したときに、見落としてしまったのか、整っていたのかわからなくなってしまうからです。

前面のボディリーディングの視点は、次のように11か所あります。

①肩の高低差
両肩の肩峰の高さを確認する。わかりにくい場合には、左右の鎖骨の高さを見る、遠くから見るなど視点を変える。それでもわかりにくい場合には、いったん保留にして「後面」の視点で再確認する。

カルテには、左右の肩峰を結ぶ線を記入。

②骨盤の高低差
左右の骨盤の腸骨稜のライン（ヤコビー線）の高さを確認する。骨盤の高さと肩の高さの両方に左右差がある場合は脊柱の側弯があると考える（右図）。

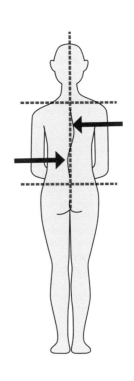

腰痛などが原因で姿勢が悪くなる機能性のものも多いが、脊柱の骨自体が変形している構造性のものもあるので、脊柱の側弯が構造性かどうかを、立位または座位でチェックする。立位では、ある程度深く、きちんとまっすぐお辞儀をする必要があるので、両手を合わせて中心をずれないように前屈、あるいは両手を両膝に沿わせる。座位で前屈してもらった方が正確に側弯を見ることができるので、立位でわかりにくい場合には座位でお

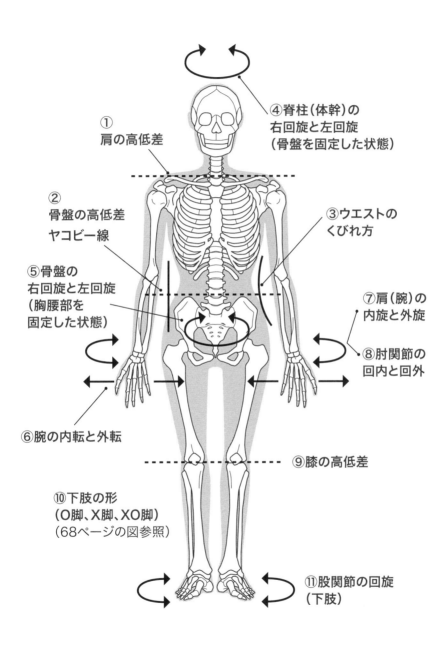

④脊柱（体幹）の
右回旋と左回旋
（骨盤を固定した状態）

① 肩の高低差

② 骨盤の高低差
ヤコビー線

③ウエストの
くびれ方

⑤骨盤の
右回旋と左回旋
（胸腰部を
固定した状態）

⑦肩（腕）の
内旋と外旋

⑧肘関節の
回内と回外

⑥腕の内転と外転

⑨膝の高低差

⑩下肢の形
（O脚、X脚、XO脚）
（68ページの図参照）

⑪股関節の回旋
（下肢）

※矢印や線はカルテの記入例

第2章

ボディリーディング総論

65

こなう（下図）。

　立位で深く前屈、もしくは座位で前屈したときに、弯曲が消えれば姿勢の問題の機能性（下図左）からくる側弯と考えられる。また、片側の肩が突出（背中側に浮き出る）し、骨盤の傾斜がなくてもウエストラインのくびれ方が左右非対称の場合には構造性（下図右）の側弯と考えられる。構造性の脊柱の側弯が見られる場合で、痛みや痺れなど症状が出ている場合には、医師や専門家の受診を促す。

　カルテには、骨盤のヤコビー線を記入。

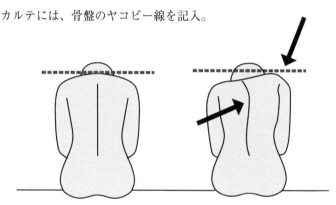

③ウエストのくびれ方

　左右のウエストのくびれ方を確認する。クライアントの肋骨から腸骨に手を滑らせて左右のウエストのくびれ具合を確認し、形をカルテに記入する。

　カルテには、弯曲やストレートなど見えた形を記入。

④脊柱（体幹）の右回旋と左回旋（骨盤を固定した状態）

　脊柱（体幹）の右回旋と左回旋を確認する。骨盤が前面を向くように手をあて固定した状態で見る。骨盤が前面を向いていない場合は、前面を向かせ、その状態を保ち、胸腰部回旋の有無を確認する。クライアントの足元にしゃがんで下から見上げ、バストや肩の辺りの回旋を確認する。

　カルテには、頭の正中上に回旋方向の矢印を記入。

⑤骨盤の右回旋と左回旋（胸腰部を固定した状態）

　骨盤の右回旋と左回旋と確認する。骨盤の回旋は体幹の回旋と分けて考える。骨盤の回旋を見るときに脊柱（体幹）の回旋がある場合には、クライアントに声をかけ、胸部が前面を向くように立ってもらう。

　その状態をキープしたまま左右の上前腸骨棘（ASIS）に母指をあて、骨盤の回旋を確認する。この状態で、クライアントの左側の骨盤が前方回旋し、反対側の右側の骨盤が後方回旋するときを右回旋という。左回旋は、その逆になる。

　脊柱（体幹）も骨盤も、両方とも回旋しているケースもある。体幹と骨盤を固定させずに自然に立った状態で見たときのそれぞれの回旋の方向もカルテに矢印で記入する。

※骨盤が立位のときと、ベッドに寝た状態で回旋が逆になるケースがある。これは下肢が固定されているときと、固定されていないときで骨盤への影響が異なるため。カルテにはどちらの見え方も記入する。

⑥腕の内転と外転

　腕の内外転を確認する。腕が大腿部の側面に触れた状態から内側に向かったり、外側に離れたりする距離の数値（cm）をカルテに記入。腕の内転が見られる場合には、必ず肩関節の屈曲も同時に起きている。

⑦肩（腕）の内旋と外旋

　肩の内旋と外旋を確認する。手掌が大腿側に向いていると回旋のない状態。クライアントには、肩関節に力が入らないように肩と腕の力を抜いてもらい、腕を下垂させた状態で見る。手掌が内側に返され、手の甲が前面に見えるようなら腕の内旋とみる。臨床では、腕の外旋のケースは少なく「肩甲骨の前進＋肩の内旋」の複合ケースが多く見られる。カルテには、肩関節辺りに内外旋の矢印を記入する。

　掌の向きの変化は肩関節の回旋だけでなく、肘の回旋でも起こるため、次で肘の回内と回外も見る。

⑧肘関節の回内と回外

　肘関節の回内と回外を確認する。ボディリーディングの見方は、「肩関節の内旋・外旋」と同様で、手掌が大腿側に向いている状態が回旋のない状態。前面から見たときに手の甲の向きが前面を向いていた場合は、肘関節の回内または肩関節の内旋のどちらも考えられる。そのため、肩関節の内旋のアプローチをしても手の甲の向きが変わらない場合は、肘関節のアプローチをするとよい。カルテには、手首の辺りに内外旋の矢印を記入する。

⑨膝の高低差

　膝の左右の高低差を確認する。スカートやズボンの上から膝蓋骨の上部に母指をあて、左右の高さを見る。ロングスカートを履いてきたクライアントに対して、わざわざスカートをまくってリーディングをおこなう必要はない。サロンのブランディングで実施の可否を決めること。カルテには、左右の膝関節を結ぶ線を記入。

⑩下肢の形（O脚、X脚、XO脚）

　下肢の形のO脚、X脚、XO脚の形を確認する。見た目がキレイな足は、

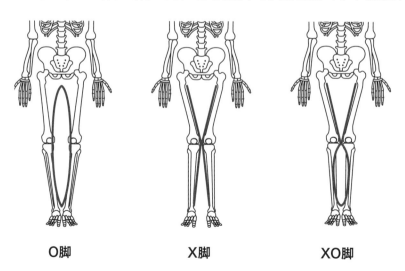

O脚　　　　　　　　X脚　　　　　　　　XO脚

直立したときに恥骨の直下、膝の上、膝の下、足首の4カ所にすき間が空くことが望ましい。O脚は左右の膝が離れていてOの字に、X脚は大腿部がくっついてV字で下腿部がハの字に、XO脚は大腿部がくっついてV字で下腿部が◇の形に見える。カルテには見えたままの形を記入する。

⑪股関節の回旋（下肢）

　股関節の回旋（下肢）を確認する。足のつま先が向く方向を確認し、内側を向いていたら股関節の内旋、外側を向いていたら股関節の外旋とみる。カルテには、足先に内外旋の矢印を記入。

(ステップ3)
ボディリーディングの視点〈後面〉

　後面のボディリーディングは、前面と同じ時間おこなうと長くなってしまうので、前面の答え合わせ程度や、前面でわからなかった部分だけを見るように簡単におこないます。後面も前面同様に、左右の高低差や回旋、内外転を確認します。

　後面のボディリーディングの視点は、5か所あります。

①肩の高低差
　肩の高低差を確認する。前面で肩の高さがわかりにくい場合には、後面で肩甲骨の下角を見るとよい。カルテには、左右の肩甲骨の下角を結ぶ線を記入。

②骨盤の高低差
　骨盤の左右の高低差を確認する。前面で骨盤の高さがわかりにくい場合には、後面から腸骨稜に手をあてるとよい。また、ウエストラインが左右非対称になるケースは構造性の脊柱の側弯が考えられる。前面で非対称

になった場合には、念のために後面からも確認する。構造状側弯の場合は
トリートメントで矯正できない。構造性の脊柱の側弯が見られる場合で、
痛みや痺れなど症状が出ている場合には、医師や専門家の受診を促す。カ
ルテには、ヤコビー線を記入。

③ウエストのくびれ方

　左右のウエストのくびれ方を確認する。クライアントの肋骨から腸骨
に手を滑らせて左右のウエストのくびれ具合を確認し、形をカルテに記入
する。カルテには、弯曲やストレートなど見えた形を記入。

④脊柱（体幹）の右回旋と左回旋（骨盤を固定した状態）

　脊柱（体幹）の右回旋と左回旋を確認する。前面で脊柱の回旋がわか
りにくい場合には、後面でも同じリーディングをおこなう。骨盤が前面を
向くように手をあて、固定した状態で見る。骨盤が前面を向いていなかっ
たら前面を向かせる。その状態で脊柱（体幹）の回旋の有無を確認する。
クライアントの足元にしゃがんで、下から見上げると脊柱（体幹）の回旋
を確認することができる。カルテには、頭の正中上に回旋方向の矢印を記
入。

⑤骨盤の右回旋と左回旋（胸腰部を固定した状態）

　骨盤の右回旋と左回旋を確認する。後面から見ても前面から見ても、
左側の骨盤が前方回旋し、反対側の右側の骨盤が後方回旋するときを右回
旋という。左回旋は、その逆になる。
　脊柱（体幹）も骨盤も両方とも回旋しているケースもある。体幹と骨
盤を固定させずに自然に立った状態で見たときの、それぞれの回旋の方向
もカルテに矢印で記入する。
※骨盤の回旋が立位のとき、ベッドに寝た状態で回旋が逆になるケースが
ある。これは下肢が固定されているときと、固定されていないときで骨盤
への影響が異なるため。カルテにはどちらの見え方も記入する。

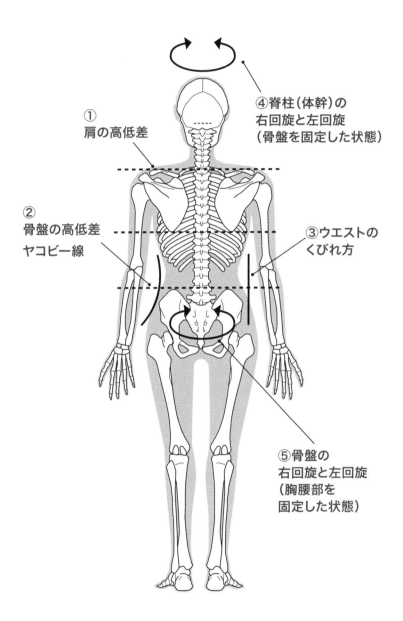

① 肩の高低差

④脊柱（体幹）の
右回旋と左回旋
（骨盤を固定した状態）

②
骨盤の高低差
ヤコビー線

③ウエストの
くびれ方

⑤骨盤の
右回旋と左回旋
（胸腰部を
固定した状態）

※矢印や線はカルテの記入例

ステップ3

ボディリーディングの視点〈左右側面〉

　ここでは、「右側面」「左側面」からの視点について紹介します。

　セラピストは、クライアントの重心線（くるぶし、膝関節、大転子、肩峰、外耳孔を結ぶライン）からの前後の位置や角度を見ていきます。側面では、肩関節の屈曲や内旋、肩甲骨の前進、脊柱の形、骨盤の前後傾、肘関節の屈曲、膝関節の屈曲や伸展などを確認します。側面からの視点は、右と左は同様にボディリーディングをおこないます。

　側面のボディリーディングの視点は、9か所あります。

①外耳孔の位置

　重心線（くるぶし、膝関節、大転子、肩峰、外耳孔を結ぶライン）を基準にし、外耳孔の前後の位置を確認する。カルテには、重心線から離れていた場合は、前後方の矢印と重心線からの距離（cm）を記入。

②頸（頭）の前屈（屈曲）と後屈（伸展）

　頸（頭）の前屈（屈曲）と後屈（伸展）を確認する。顎が上がっている場合は、頭（頸部）の後屈（伸展）、顎が下がっている場合は、頸の前屈（屈曲）とみる。カルテには、頸（頭）の前屈（屈曲）は顎の辺りに斜め下向きの矢印を、後屈（伸展）は斜め上向きの矢印を記入。
※頸椎の弯曲が少なく、ストレートネックによって、頭の重みを支えるために頸が真っすぐのまま前屈し、頭が重心線よりも前にあった場合、頸椎へのアプローチは控える。施術のプランニングには入れずにリーディングだけおこなう。

③肩甲骨の前進（外転）

　肩甲骨の肩峰の位置を確認する。肩甲骨が前進（外転）をしている場合には、重心線から肩峰の距離が前方に見える。臨床では、肩甲骨が前

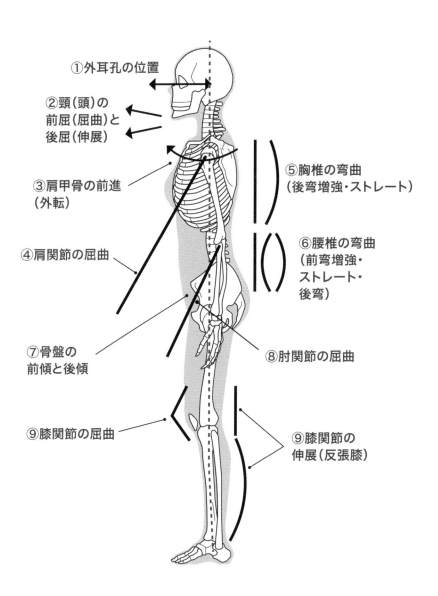

①外耳孔の位置

②頸（頭）の
前屈（屈曲）と
後屈（伸展）

③肩甲骨の前進
（外転）

④肩関節の屈曲

⑤胸椎の弯曲
（後弯増強・ストレート）

⑥腰椎の弯曲
（前弯増強・
ストレート・
後弯）

⑦骨盤の
前傾と後傾

⑧肘関節の屈曲

⑨膝関節の屈曲

⑨膝関節の
伸展（反張膝）

※矢印や線はカルテの記入例

進（外転）しているケースが多く見られ、後退（内転）のケースは少ない。カルテには、重心線と肩峰の距離（cm）と肩甲骨の辺りに前進（外転）の矢印を記入する。

④肩関節の屈曲

　肩関節の屈曲と伸展を確認する。肩関節が屈曲している場合には、腕が重心線よりも前方に見える。さらに、肘関節の屈曲の有無を確認する。肘関節は屈曲していないのに手掌が重心線よりも前方に出ている場合は、「肩関節の屈曲」や「肩甲骨の前進（外転）」と考えられる。その状態がわかるように、カルテには、肩関節から腕全体が前方に出ているように線を書き、手首の辺りに重心線からの距離（cm）も記入する。

　臨床では、肩関節が屈曲しているケースが多く見られ、伸展のケースは少ない。

⑤胸椎の弯曲（後弯増強・ストレート）

　胸椎の弯曲は、弯曲の形を確認する。胸椎は通常、後弯しているが、さらに後弯が強くなり、背中が丸く見える場合には猫背、弯曲が少なく見える場合には平背。カルテには胸椎の形を記入する。

⑥腰椎の弯曲（前弯増強・ストレート・後弯）

　腰椎の弯曲は、弯曲の形を確認する。腰椎は軽く前弯しているのが普通だが、さらに前弯が強くなり、腰部がそって見える場合にはそり腰とみる。弯曲具合は、そり腰か、中間位か、傾斜が微妙な場合があるが、仮説を立てるために、どちらなのか決めるとよい。そり腰の見立てに迷った場合は、立位で壁に踵、殿部、肩甲骨、頭をつけ、腰部と壁の空き具合を見るとよい。腰部のすき間がスカスカして手が入る場合は、そり腰の仮説を立てる。また、腰部の弯曲が少なく平ら（フラット）に、または後弯して見える場合は、骨盤は後傾している。カルテには腰椎の形を記入する。

⑦骨盤の前傾と後傾

　骨盤の前傾と後傾は、恥骨結合と上前腸骨棘（ASIS）の位置を確認する。恥骨の部分は触らないように注意する。骨盤の前面と後面を両手で挟んで斜度を確認するとよい。カルテには、骨盤の傾きを記入する。

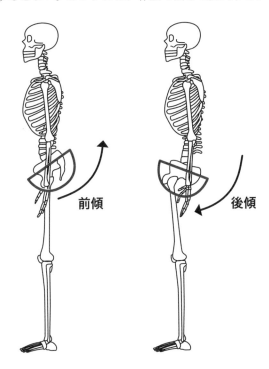

前傾　　　　　　後傾

⑧肘関節の屈曲

　肘関節の屈曲を確認する。肘関節が屈曲している場合には、手掌が重心線より前方に見える。カルテには、肘関節が曲がり、手掌が前方に出ているように線を書き、手首の辺りに重心線からの距離（cm）も記入。臨床では、「肩甲骨の前進」「肩関節の外転または内転」「肩関節の内旋」「肘関節の屈曲」の4つの腕の不良姿勢を複合でもっている人もいる。このようなケースで主訴が肩こりの場合は、肩と腕のアプローチをするとよい。

⑨膝関節の屈曲と伸展（反張膝）

膝関節の屈曲や過伸展を確認する。膝関節が過伸展していることを反張膝（はんちょうしつ／はんちょうひざ）という。膝関節の伸展が3°程度でも反張膝というが、ボディリーディングでは膝関節が陥没するくらい極端なケースを見る。下腿部が重心線よりも後方に位置し、ふくらはぎが後方に膨らんで見える。カルテには、膝関節とふくらはぎの形を記入する。

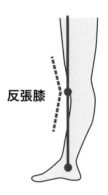

反張膝

（ステップ 4）

脊柱の形と骨盤の傾きからパターン化

エフェクティブタッチでは、脊柱の形と骨盤の傾きから姿勢を、「猫背そり腰」「平背（フラットバック）」「平背そり腰」「猫背骨盤後傾」「骨盤前方シフトのスウェイバック」にパターン化しています。脊柱の形は、弯曲を胸椎部分と腰椎部分に分けて考えます。

●猫背そり腰

「猫背＝胸椎の後弯増強」「そり腰＝腰椎の前弯増強」と、それによる「骨盤前傾」。

●平背（フラットバック）

「胸椎の後弯」と「腰椎の前弯」が少なく、「骨盤後傾」。

5つの姿勢パターン

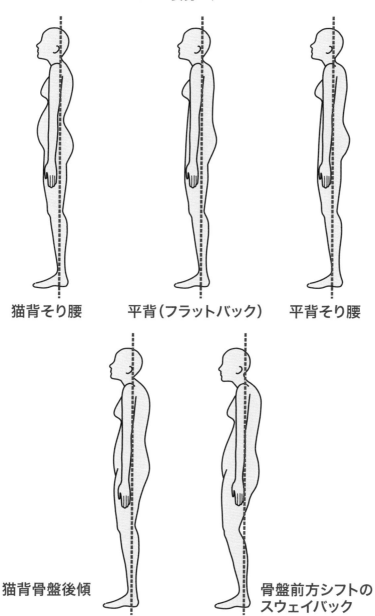

猫背そり腰　　　平背（フラットバック）　　平背そり腰

猫背骨盤後傾　　　骨盤前方シフトの
　　　　　　　　　スウェイバック

●平背そり腰

　平背だけの姿勢よりも、「平背＝胸椎が平ら（フラット）」に見え、「そり腰＝腰椎はゆるやかな前弯（そり）」があり、「骨盤前傾」。

●猫背骨盤後傾

　「猫背＝胸椎の後弯増強」と「骨盤後傾」。

●骨盤前方シフトのスウェイバック

　スウェイバックは、猫背＋骨盤前方シフト＋膝関節の屈曲が組み合わさった姿勢タイプ。「猫背＝胸椎の後弯増強」＋「骨盤後傾」になり腹部が前方に押し出される＋「膝関節の屈曲」。

　脊柱の弯曲がいびつなため、「骨盤前傾」「膝関節伸展」もあり得る。

〈姿勢のタイプを決定〉

　セラピストはボディリーディング後、5つの姿勢パターンから（77ページ）、クライアントの姿勢のタイプを定めます。臨床では、5つの姿勢に定めきれない場合も起こります。たとえば、骨盤の傾きは、前傾と見るか、中間位と見るか判断に悩むことが多いです。姿勢のタイプの決定は、ボディリーディングの段階で考えるセラピストの仮説で、施術後のアフターリーディングで仮説の検証をおこないます。

(ステップ5)

主訴の原因を考察

　エフェクティブタッチでは、ボディリーディングをおこない、クライアントの姿勢タイプを決めた後に、その姿勢から主訴の原因を考察し、仮説を立てます。セラピストが独力で考え、意図を持って施術のプランを立てるために重要なプロセスになります。主訴の原因は、クライアントのライフスタイルなど多方面から考察できますが、ここではボディリーディン

グによって決定した姿勢タイプから、解剖学的視野で考察します。

　姿勢のバランスを崩す原因となっている、自由度を失った筋肉や筋膜を探します。筋肉が短縮傾向にある部位や、筋膜の引きつれや癒着などが起こり、機能低下していると思われる問題点を考えて、主訴の原因の仮説を立てます。

　主訴の問題点が、機能性ではなく、骨格の構造性の問題で痛みや痺れなどの症状が出ている場合には、骨や関節に問題が生じている可能性があるため、施術を控え、医師や専門家の受診を促します。

（ ステップ6 ）
施術の重点部位を選択

　施術の部位は、「下肢後面」「背中」「下肢前面」「デコルテ」「腹部」「腕」の6部位です。セラピストは、クライアントの姿勢タイプから重点的に施術をおこなう部位を、3か所〜4か所選択します。

　施術時間が、60分〜80分未満の場合には3か所、80分以上ならば4か所の特化すべき部位を選びます。重点部位は、短縮傾向にある筋肉が多く存在すると考察したところです。

　人は特定の筋肉が短縮しすぎると、それを補うように過度に別の筋肉を伸張させ、全身の骨格筋を調整しながら立位をキープしています。エフェクティブタッチでは、短くなっている筋肉が多くある部位を重点的にアプローチして、伸び過ぎた筋肉を元の状態に戻すという考え方です。伸張傾向にある部位はそれほど注目せず、軽く施術する程度でおこないます。

ステップ7
アプローチする筋肉を探す

　セラピストは、ステップ6で選択した重点部位の中から短くなっている筋肉を探します。

　たとえば、そり腰の姿勢タイプのクライアントには、「背中」を重点部位とします。エフェクティブタッチの施術では、触わる筋肉を背中から12個紹介しています。脊柱起立筋、広背筋、僧帽筋、三角筋、大円筋、小円筋、腹斜筋、前鋸筋、殿筋、棘上筋、棘下筋、菱形筋です。この中から、そり腰の姿勢に関わっていて短縮傾向にある筋肉は、脊柱起立筋です。背中の施術の中でも特にストロークの回数を増やし、施術時間を多めにとってアプローチしていきます。

ステップ8
施術をプランニング

　セラピストは、ステップ6で考えた「施術の重点部位」とステップ7で考えた「アプローチする筋肉」を参考にして、施術の手順と部位別の時間配分を考えます。手順は、どこから始めても構いません。正解はいく通りもあります。セラピストが解剖学に基づいて意図を持ってプランニングしていればそれで正解です。

　ただし、クライアントの気持ちを無視してはいけません。結果だけにこだわるのではなく、施術中に心地よく過ごしていただくことを優先します。たとえば、仰向け（仰臥位）でデコルテから始まって、すぐにうつ伏せ（伏臥位）にして背中をやって、次はまた仰向け（仰臥位）で下肢前面をやって、またうつ伏せ（伏臥位）にして下肢後面をやるのはどうでしょうか？　これではクライアントは、何度も体位を変換することになりリラックスできないでしょう。

　時間配分は、重点部位を多めにとり、そうでない部位は少なくプラン

します。たとえば、全身70分のトリートメントで、「背中」「下肢前面」
「デコルテ」を重点部位とした場合は、「下肢後面10分」「背中15分」「下
肢前面15分」「デコルテ15分」「腹部5分」「腕10分」のように時間を配
分します。重点部位とそうでない部位に、メリハリをつけた時間配分を考
えます。

ステップ9
結果を出すトリートメント

　セラピストは、ステップ8でプランした手順と時間配分で実際に施術
をおこないます。施術では、ステップ7で考えた「アプローチする筋肉」
を参考にして、特に短くなっている筋肉にはリリースの手ごたえを感じる
までストロークの回数を増やしておこないます。
　実際にクライアントの体に触れてみると、プランの中には選ばなかっ
た部位の筋肉を硬く感じるケースが多々あります。この場合には、臨機応
変にプランを変更しても構いませんが、まずは自分がプランした施術で結
果が出るのか、出ないのかを検証するために、出来る限りプランどおりに
おこないます。変更をした場合には、その理由や変更の部位や筋肉名をカ
ルテに記録し、今後の参考にします。
　また、冷え、むくみ、皮膚の色、筋肉の凸凹や引きつれなど施術中に
気づいた点は、施術後すぐにカルテに記録してアフターリーディングのと
きにクライアントに伝えます。

ステップ10
アフターリーディングとフィードバック

　アフターリーディングでは、施術前と施術後の検証をおこないます。
施術前のリーディングよりも短時間で終了させます。結果が出た部分や重

点部位にした点などにフォーカスして端的にフィードバックします。施術後のクライアントは、ぼーっとしていることや、早くサロンを出たい人もいるので、長々とやってしまうと逆効果になることもあります。セラピストは、プランした施術で結果が出たのか、施術前の状態と比較して確認します。

　クライアントへのフィードバックでは、ビフォー＆アフターを伝えて、施術で結果が出たことに気づいていただきます。さらに、セラピストは、整った体を維持するために、必ずホームケアアドバイスを1つ提案します。これは、クライアントの主訴を解決するための、セフルケアの方法です。主に、主訴の原因となっている短くなった筋肉をストレッチさせる方法を伝えます。

　結果が出なかった部分や施術が十分にできなかった点などの反省点は、次回の課題としてカルテに記入し、以後の施術プランニングに役立てます。

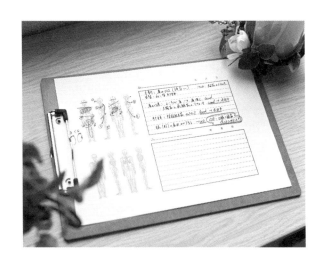

コラム：パーソナルセラピストになるために

　パーソナルセラピストとは、クライアントと信頼関係を築き、心も体も委ねていただける場をつくり、クライアントの健やかさをサポートする存在です。エフェクティブタッチは、「主客一体」の関係性を目指しています。これは、セラピストが相手を大切に想うのと同様に、相手もセラピストのことを大切に想ってくださることです。その関係が、10年、20年と長く続き、人生のパートナーとなったときに、真のパーソナルセラピストになったといえるのです。

　セラピストの悩みの中で、ナンバーワンが「リピートしてもらえない」です。この原因は、クライアントへの向き合い方に問題がありそうです。リピート率の低いセラピストは、圧倒的に会話量が不足しています。クライアントの情報のインプットと、クライアントへの提案のアウトプットが不足しているのです。つまり、クライアントの問題解決ができていないのですね。

　パーソナルセラピストになるために、何から始めたらよいでしょうか？

　まずは、カルテを見直すことです。ご来店時にクライアントと話したことを書き込みましょう。単語だけでなく、覚えている限りすべてをカルテに記します。そのためには、クライアントにたくさん質問することが必須です。「相手を知る！　相手を好きになる！　相手に興味を持つ！」この想いは必ず伝わります。特に重要な情報は、クライアントの主訴についてです。その主訴を解決したくてサロンに来店されるわけですから、たくさん質問をしましょう。

　次に、信頼されることです。クライアントから入手した情報について、良い、悪いとジャッジ（判断）をしないことが重要です。セラピストは、自分の心にも耳を傾けて傾聴し、クライアントを信じ、共感すること。傾聴は、お互いの心の距離が近づき、少しずつ心の壁が取り払われることに

つながります。

　質問は、相手が快適、心地よいと思うことに話を振ってみましょう。あなたというセラピストがいるサロンは安全な場所だと認知されれば、信頼関係が構築されていきます。

　3つ目は、クライアントの問題を解決することです。クライアントから得た、主訴や悩みの解決策を提案することが重要です。クライアントがサロンに来店した目的に応えることで、信頼関係が強くなります。

　つまり施術や接客で結果を出すことです。入店から退店までの一対一の時間は、数時間ありますね。この時間帯は、セラピストの腕の見せどころです！　リピートするか、しないかは、セラピスト次第です。クライアントの期待値を超える満足度を提供できたら、必ずリピートされます。

　4つ目は、コツコツと続けることです。リピート率がアップするまで時間がかかる場合もあります。あきらめずに、1つ目から3つ目までの手順を繰り返すことで、スキルアップしていきましょう。

　セラピストは、今の自分ができることをやればいい。誰とも比べることなく、今、持っている力量のすべてを出しきることに専念しましょう。この積み重ねで、自然とリピートされるようになります。

エフェクティブタッチの実技編

姿勢のタイプ別アプローチ法

エフェクティブタッチでは、ボディリーディングをして姿勢をかためている筋肉を探していきます。通常よりも短くなり過ぎた筋肉にアプローチをすることで、筋肉を元の長さに戻し、よい状態の姿勢に整えていきます。

　本章ではボディリーディングの実践編として、姿勢のタイプ別にアプローチしていく方法をステップごとに紹介していきます。

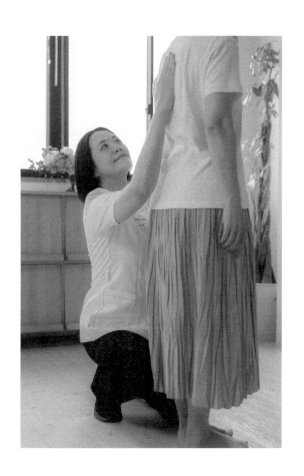

姿勢タイプ：猫背そり腰

※前章のステップ1～4をおこなう。

(ステップ5)

姿勢の特徴と主訴の原因を考察する（仮説を立てる）

＜主訴の原因を考察する＞

　頭部の重みは通常4～6kgといわれていますが、頭が前に出ることにより首や肩に伝わる重さはさらに増し、負担がかかります。これらが原因で首や肩のつらさを感じることがあります。

　猫背の姿勢に関連する動きとして、肩甲骨の挙上は臨床では多く見られるケースです。肩の挙上や内巻きにより、筋肉の伸張や筋膜の引きつれなどが起こり、肩や背中の張りを感じることもあります。肩の内巻きでは、肩関節の屈曲により腕に伝わる重さが増して、肩や腕のつらさが出ると考えられます。

　骨盤の前傾は、首や肩に関係しないように思われますが、全身の筋膜はつながっているため、骨盤の前傾により筋膜の張力が増し、首、肩、腰、下肢につらさを感じることも考えられます。また、猫背の姿勢は横隔膜の動きが悪くなるため、呼吸が浅く速くなり、息苦しさを感じるクライアントも多いです。

姿勢タイプ:猫背そり腰

頭部

重心線よりも頭部が前に出る。首や肩のつらさ、目の疲れを訴えるケースが多い。

胸部

胸椎の後弯が強くなることで猫背になり、バストが下垂して見える。脊柱の形が不良になることで横隔膜が下がりにくくなり、呼吸が浅く、速くなることがある。背中の張りを訴えるケースが多い。

肩部

肩甲骨の前進または肩関節の屈曲・内旋により、肩が前に出る。肩甲骨が挙上し、首や肩のつらさ、肩の張りを訴えるケースが多い。

腰部

腰椎の前弯が強くなることでそり腰になる。股関節が屈曲し、骨盤が前傾することで、腰の違和感や、下肢の疲れを訴えるケースが多い。

ステップ6

施術の重点部位を選択する

> ### 猫背そり腰の重点部位：デコルテ、背中、下肢前面

　胸椎の後弯増強（猫背）には「デコルテ」、腰椎の前弯増強（そり腰）や骨盤の前傾では「背中」と「下肢前面」に、それぞれ筋肉の短縮傾向が見られるためです。

※施術部位を下肢後面、背中、下肢前面、腹部、腕、デコルテの6部位から3部位を選択

【猫背そり腰の重点部位】

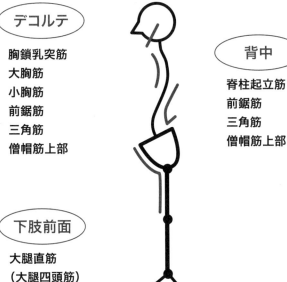

デコルテ

胸鎖乳突筋
大胸筋
小胸筋
前鋸筋
三角筋
僧帽筋上部

背中

脊柱起立筋
前鋸筋
三角筋
僧帽筋上部

下肢前面

大腿直筋
（大腿四頭筋）

第3章

エフェクティブタッチの実技編

ステップ7
部位別に短縮傾向にある筋肉をピックアップする

●デコルテ：胸鎖乳突筋、大胸筋、小胸筋、前鋸筋、三角筋、僧帽筋上部

　アゴが上がり、頭頸部が後屈する場合は、胸鎖乳突筋、脊柱起立筋、頭板状筋などが短縮します。エフェクティブタッチでは頸周辺のアプローチは、おこないませんので、頸椎付着部分の脊柱起立筋や頭板状筋の施術を控えます。

　猫背は、大胸筋、小胸筋、前鋸筋が縮んで、肩甲骨が前進し、肩の内巻きが起こるケースが多いです。また、肩の内巻きをつくるケースとして、肩関節の屈曲と内旋にも関わる三角筋と、肩の挙上に関係する僧帽筋上部が短縮傾向になります。

　デコルテでは、三角筋と僧帽筋の付着部である鎖骨にアプローチします。臨床では肩の内巻きはたいへん多く見られるケースなので、デコルテのアプローチは、そのようなクライアントの満足度をアップします。

●背中：脊柱起立筋、前鋸筋、三角筋、僧帽筋上部

　そり腰は、腰部の脊柱起立筋が縮んで脊柱の後屈（伸展）が起こります。また肩の内巻きや挙上に関わる前鋸筋、三角筋、僧帽筋上部も背中からも触れる筋肉なので、意識してアプローチします。

●下肢前面：大腿直筋（大腿四頭筋）

　そり腰は、大腿四頭筋の大腿直筋が短縮傾向になり、股関節が屈曲して骨盤が前傾します。施術は大腿四頭筋全体を意識しておこないます。
※股関節の屈曲の主動筋は、深層筋である「腸腰筋」になります（162ページ）。

施術のプランニングをする

[猫背そり腰の施術プランニングの例（施術順）]
① 下肢後面（10 分）
② 背中（15 分）
③ 下肢前面（15 分）
④ 腹部（5 分）
⑤ 腕（10 分）
⑥ デコルテ（15 分）

　重点部位の「背中」「下肢前面」「デコルテ」に時間配分が多めになっています。
※下肢、腕の施術は左右両方の施術時間です。

ステップ 9
基礎解剖学とエフェクティブタッチの
基本テクニック

「猫背そり腰」タイプのクライアントにおこなうエフルラージュの手技と、ステップ7でピックアップした「部位別に短縮傾向にある筋肉」を参考に、解剖学と施術が結びついたテクニックを紹介します。

脊柱起立筋

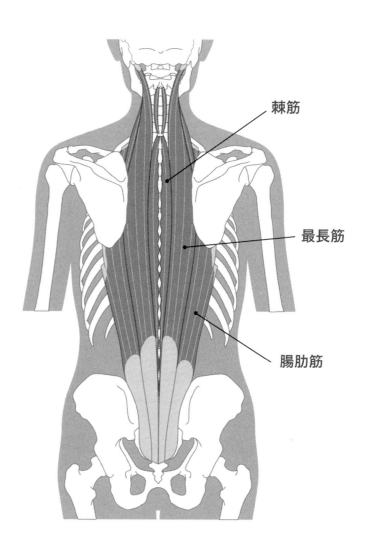

棘筋

最長筋

腸肋筋

脊柱起立筋のプロフィール

脊柱起立筋は、歩くときや立位などで脊柱を立て（伸展）、姿勢を維持するはたらきがある。
姿勢のバランスを整えるためによい状態に保つことが重要な筋群で、腰部が短縮するとそり腰になる。

腸肋筋（ちょうろくきん）

脊柱起立筋の最も外側にあり、下部は肋骨に、上部は頸椎に終わる。

【付着】起始：仙骨（後面）、腸骨（腸骨稜）、肋骨
　　　　停止：肋骨（肋骨角）、頸椎（横突起）

【作用】脊柱を伸展、側屈、回旋

最長筋（さいちょうきん）

脊柱起立筋の中央部にあり、胸腰部は肋骨や椎骨に、上部は頭部に終わる。

【付着】起始：仙骨（後面）、腰椎（棘突起）、胸椎、
　　　　　　　頸椎（横突起）
　　　　停止：腰椎、胸椎、頸椎（横突起）、肋骨、
　　　　　　　側頭骨（乳様突起）

【作用】脊柱を伸展、側屈、回旋

棘筋（きょくきん）

脊柱起立筋の最も内側にあり、椎骨の棘突起を結ぶ。

【付着】起始：腰椎、胸椎（棘突起）
　　　　停止：上位の椎骨（棘突起）

【作用】脊柱を伸展、側屈、回旋

＜Tストローク：脊柱起立筋＞

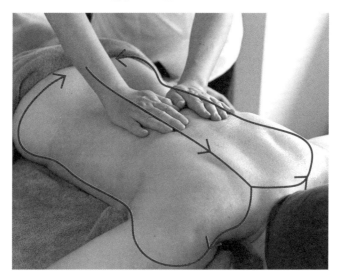

脊柱起立筋は3つの筋の総称。尾骨のところから脊柱の横を真っすぐに頭頂に向かってストロークして肩甲骨の上角から両サイドへ。アルファベットの「T」の字のようなストロークを描く。そり腰なので脊柱起立筋の腰部の短縮をリリース。

広背筋

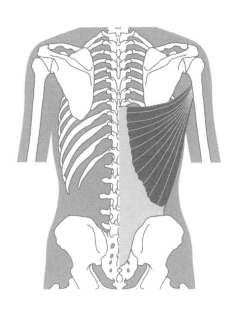

広背筋のプロフィール

広背筋は、背中の３分の２を覆うほどの大きな筋肉。サイドストロークで背中全体にアプローチ。腕の動きに関わる筋肉で、肩関節を内転や内旋させて肩の内巻きをつくる筋肉の1つ。

広背筋（こうはいきん）

【付着】起始：仙骨、腸骨（腸骨稜）、胸腰筋膜、腰椎、
　　　　　　　胸椎（棘突起）、 肋骨
　　　　停止：上腕骨（小結節稜）
【作用】肩（腕）の伸展、内旋、内転

前鋸筋

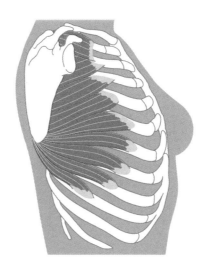

前鋸筋のプロフィール

短縮しすぎると、肩甲骨が前進して肩の内巻きをつくる筋肉の1
つ。

前鋸筋（ぜんきょきん）

【付着】起始：第 1 ～8（9）肋骨（側面）
　　　　停止：肩甲骨（内側縁）
【作用】肩甲骨を前に引く（全体）、外方へ回旋（下部前鋸
　　　　筋）、肋骨の挙上

＜サイドストローク：広背筋、前鋸筋＞

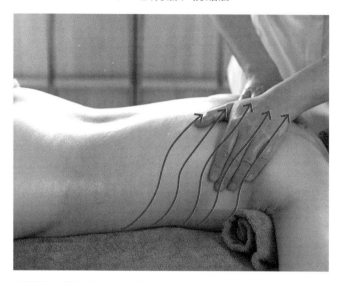

広背筋と前鋸筋は、体側から触れるので、サイドストローク
が有効。背中からは、第3～10肋骨にアプローチが可
能。左右の手を交互に入れ替えておこなう。肩の内巻きを
つくる筋肉の1つなので、前鋸筋の短縮をリリースして菱
形筋の伸張を緩めると、肩のハリを訴えるクライアントに
役立つ。

僧帽筋

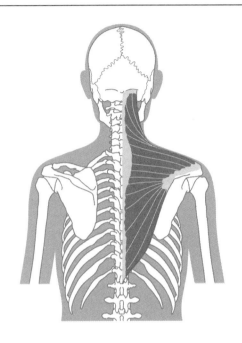

- - - - - - - - - - - - - **僧帽筋のプロフィール** - - - - - - - - - - - -

僧帽筋の上部は肩甲骨の挙上にはたらく。
短縮傾向にあると鎖骨、上腕骨とともに肩甲骨が上がり、猫背の
姿勢に。僧帽筋は、主に背中でアプローチする筋肉であるが、停
止部の鎖骨（外側1/3）はデコルテでアプローチをおこなう。

僧帽筋（そうぼうきん）

【付着】起始：後頭骨（上項線外後頭隆起）、頸椎、胸椎
　　　　停止：鎖骨（外側1/3）、肩峰、肩甲棘
【作用】肩甲骨を保持、回旋、挙上（上部僧帽筋）、内方に引く
　　　　（中部僧帽筋）、引き下げ回転し腕の挙上を補助（下部僧
　　　　帽筋）

菱形筋

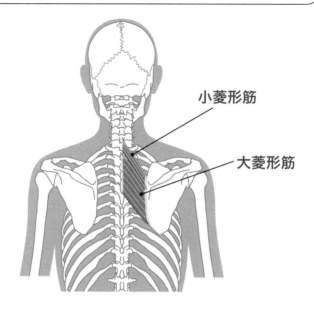

小菱形筋

大菱形筋

- - - - - - - - - - **菱形筋のプロフィール** - - - - - - - - - -

大菱形筋と小菱形筋を合わせて菱形筋という。
前鋸筋の拮抗筋で前鋸筋が短縮しているとき、菱形筋は伸張している。

大菱形筋（だいりょうけいきん）

【付着】起始：第1～4胸椎（棘突起）
　　　　停止：肩甲骨（内側縁の中部～下部）
【作用】肩甲骨を内上方へ引く

小菱形筋（しょうりょうけいきん）

【付着】起始：第6、7頸椎（棘突起）
　　　　停止：肩甲骨（内側縁の上部）
【作用】肩甲骨を内上方へ引く

＜エイトハンドストローク：僧帽筋、菱形筋＞

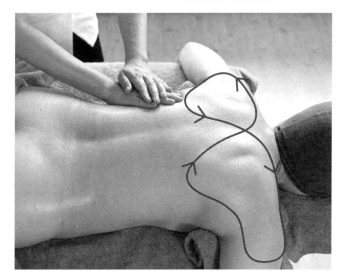

　エイトハンドストロークは、肩甲骨周辺に付着している筋群にアプローチが可能。左右の肩甲骨の縁を八の字を描くようにストロークをおこなう。肩の挙上に関わる僧帽筋や肩の張りに関わる菱形筋にアプローチできるので、背中や肩のつらさを訴えるクライアントに役立つ。

大胸筋

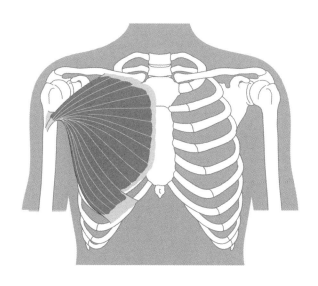

- - - - - - - - - -　**大胸筋のプロフィール**　- - - - - - - - - -

短縮しすぎると、肩甲骨が前進して肩の内巻きをつくる筋肉の1つ。

大胸筋（だいきょうきん）

【付着】起始：鎖骨（内側半分）、胸骨、肋骨（肋軟骨）、
　　　　　　腹直筋鞘
　　　　停止：上腕骨（大結節稜）

【作用】肩（上腕骨）を内転、内旋、屈曲

小胸筋

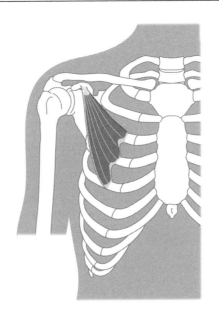

---------- **小胸筋のプロフィール** ----------

短縮しすぎると、肩甲骨が前進して肩の内巻きをつくる筋肉の1
つ。

小胸筋（しょうきょうきん）

【付着】起始：第2〜5肋骨（前面）
　　　　停止：肩甲骨（烏口突起）
【作用】肩甲骨を前下方に引く

＜輪状軽擦：大胸筋、小胸筋＞

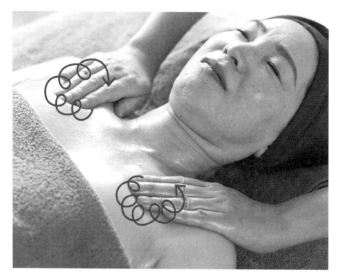

デコルテの輪状軽擦は大胸筋、小胸筋へのアプローチが可能。肋骨に三指または四指を当て、直径4〜5㎝の円を描きながら輪状の軽擦をおこなう。

肩の内巻きをつくる筋肉の大胸筋と小胸筋の短縮をリリースすると、肩のつらさを訴えるクライアントに役立つ。

三角筋

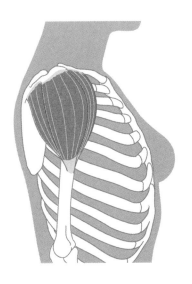

三角筋のプロフィール

三角筋は、主訴が「肩こり」や「腕のだるさや疲れ」のクライアントには、リリースが必須の筋肉。

三角筋（さんかくきん）

【付着】起始：鎖骨の外側1/3、肩甲骨（肩峰、肩甲棘の下縁）
　　　　停止：上腕骨（三角筋粗面）
【作用】肩（上腕）の外転、屈曲、伸展、回旋

＜手掌軽擦：三角筋＞

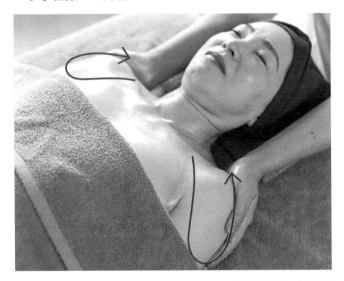

デコルテから三角筋をアプローチすると前部線維と後部線維の付着部すべてにアプローチが可能。手掌全体で鎖骨、上腕骨、肩甲棘を触り、三角筋を包み込むようにおこなう。肩の内巻きや肩関節外転のクライアントに有効。

アフターリーディングとフィードバック

　胸筋や脊柱起立筋の腰部、大腿四頭筋のストレッチなどを提案します。

　たとえば、肩こりを主訴として来店したクライアントには肩の内巻きを開くための胸筋のストレッチを紹介し、大胸筋、小胸筋を伸ばせるホームケアアドバイスをおこないます。

　腕は、肘を曲げて壁に対して90度より下にならないようにします。片側30秒、両側で1分、1日1回、毎日おこなうとよいでしょう。

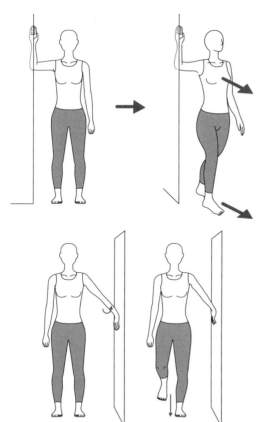

壁に近いほうの脚を一歩前に出し上半身を前に押し出し体重をかける。壁につけているほうの胸筋が伸びていることを感じたらその場で20〜30秒キープ。

肩に痛みを感じる場合には肘を伸ばし、腕は上げずに掌を壁に当てる。

姿勢タイプ：平背（フラットバック）

※前章のステップ1～4をおこなう。

（ステップ5）

姿勢の特徴と主訴の原因を考察する（仮説を立てる）

＜主訴の原因を考察する＞

　平背は、脊柱の弯曲が少ないため、4～6kgほどある頭部の重みを腰部でストレートに受けてしまうことによる腰のつらさが考えられます。

　股関節が伸展して、骨盤が後傾することによる腰のつらさを感じることがあります。

　また全身の筋膜は、肩甲骨が挙上して胸部が上に、骨盤が後傾して腰部や下半身は下に引っぱられることで背中や腰の張り、下肢の疲れやつらさを訴えるケースが多いです。

　ただし、症状としての平背（フラットバック）は背筋が萎縮していることが多く、腹筋も背筋も縮んで腹部と背中の両方がつらい場合もあります。痛みや痺れなどが起きている場合には、施術を控え医療や専門家の受診を促します。

姿勢タイプ：平背（フラットバック）

頭部

脊柱の重心がやや後方に
ずれて骨盤は後傾するた
め全体のバランスをとる
ために頭頸部が前に出る
傾向がある。首や肩のつ
らさを訴えるケースが多
い。

肩部

肩甲骨が挙上し、首や肩
のつらさを訴えるケース
が多い。

胸部

胸椎の後弯が少なく、比
較的平たい。肩甲骨の
盛り上がりがなく平たい
板のように見えることも
多い。胸椎の後弯が少な
かったとしても、肩甲骨
が前進して猫背に見える
こともある。

腰部

腰椎の前弯が少なく、平
らに見える。腰部の弯曲
がなくフラットに見える
場合は、股関節が伸展し
骨盤は後傾している。
腰部のつらさやハムスト
リングスに疲れを訴える
ケースが多い。

（ステップ6）

施術の重点部位を選択する

> 平背の重点部位：背中、下肢後面、腹部、（デコルテでもよい）

　骨盤の後傾では「背中」「下肢後面」「腹部」にそれぞれ筋肉の短縮傾向が見られるためです。

　平背でも肩関節の内旋や屈曲が見られるケースでは「デコルテ」を選ぶ選択肢もあります。

※施術部位を下肢後面、背中、下肢前面、腹部、腕、デコルテの6部位から3部位を選択

【平背の重点部位】

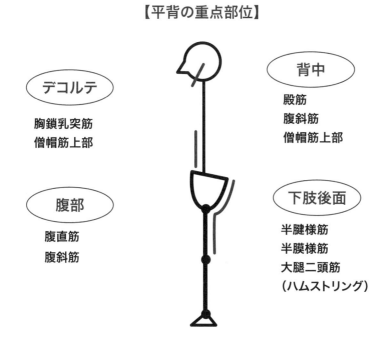

デコルテ
胸鎖乳突筋
僧帽筋上部

背中
殿筋
腹斜筋
僧帽筋上部

腹部
腹直筋
腹斜筋

下肢後面
半腱様筋
半膜様筋
大腿二頭筋
（ハムストリング）

第3章 エフェクティブタッチの実技編

109

ステップ7
短縮傾向にある筋肉をピックアップする

●背中：殿筋、腹斜筋、僧帽筋上部

　平背は、殿筋が縮んで股関節が伸展し、骨盤の後傾が起こるケースが多いです。骨盤の後傾時には腹筋群も短縮傾向にあります。背中でも腹斜筋を触ることができるのでアプローチの対象にします。また肩の挙上に関係する僧帽筋上部が短縮傾向になるので意識して触ります。

●下肢後面：
半腱様筋、半膜様筋、大腿二頭筋（ハムストリング）

　平背は、ハムストリングが縮んで股関節の伸展（＝骨盤の後傾）が起こるケースが多いので、半腱様筋、半膜様筋、大腿二頭筋をメインにアプローチします。

●腹部：腹直筋、腹斜筋

　平背は、腹筋群が縮んで股関節の伸展（＝骨盤の後傾）が起こるケースが多いので、腹直筋と腹斜筋をアプローチします。

●デコルテ：胸鎖乳突筋、僧帽筋上部

　平背の姿勢は、若干顎が前に出ますが、猫背の姿勢ほど大きく頭頸部が押し出されるケースは少ないです。主訴に首のつらさを訴えるケースは、デコルテを重点部位にしてアプローチしてもよいです。

　本書の設定は70分の施術時間で組み立てをしているので、短縮傾向の筋肉をたくさん施術できる部位を優先し、背中、下肢後面、腹部にしていますが、80〜90分以上施術できる場合には重点部位を4つにして、デコルテもアプローチの対象とします。

※平背の場合は、ボディリーディングをして肩甲骨の前進（外転）や肩関節の内転や内旋があった場合には、それらに関係している大胸筋、小胸筋、前鋸筋、三角筋、広背筋などのアプローチも含めて考えます。

ステップ 8

施術のプランニングをする

**[平背（フラットバック）の
施術プランニングの例（施術順）]**
① 下肢後面（15 分）
② 背中（15 分）
③ 下肢前面（10 分）
④ 腹部（10 分）
⑤ 腕（10 分）
⑥ デコルテ（10 分）

重点部位の「下肢後面」「背中」「腹部」に時間配分が多めになっています。
※下肢、腕の施術は左右両方の施術時間です。

ステップ 9

基礎解剖学とエフェクティブタッチの
基本テクニック

「平背」タイプのクライアントにおこなうエフルラージュの手技と、ステップ 7 でピックアップした「部位別に短縮傾向にある筋肉」を参考に、解剖学と施術が結びついたテクニックを紹介します。

第3章

エフェクティブタッチの実技編

111

大殿筋

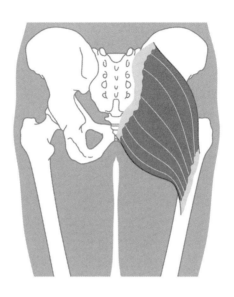

---------- **大殿筋のプロフィール** ----------

殿部には厚い脂肪層があるので、エフルラージュだけでなく、
ニーディングや押圧など深い層まで届く手技を取り入るとよい。

大殿筋（だいでんきん）

【付着】起始：仙骨、腸骨（腸骨稜など後面）、尾骨（後面）
　　　　停止：腸脛靭帯、大腿骨（殿筋粗面）
【作用】股関節を伸展、外旋
　　　　上部線維：股関節を外転　　下部線維：股関節を内転
　　　　下肢固定で骨盤を下制

＜ダブルハンドストローク：大殿筋＞

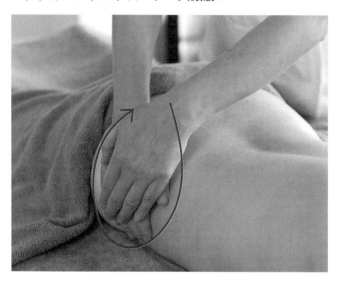

大殿筋は、背中の施術のときに必ずアプローチしたい筋肉。手を重ね合わせて尾骨から仙腸関節、腸骨のラインを通り再び尾骨に戻る手技で、大殿筋を一周するようなストローク。平背や骨盤が後傾しているクライアントは大殿筋の短縮をリリース。

外腹斜筋

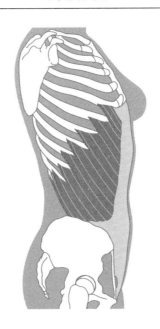

------------ **外腹斜筋のプロフィール** ------------

外腹斜筋は、内腹斜筋と重なるように走行している筋肉で、表層にある方が外腹斜筋。体幹の側面から前面に位置する筋で、下部肋骨から前下方へと斜めに走行。

外腹斜筋（がいふくしゃきん）

【付着】起始：第5 ～ 12肋骨
　　　　停止：腸骨稜（前半分）、鼡径靭帯、腹直筋鞘
【作用】脊柱の側屈、回旋、屈曲、腹圧を高める

内腹斜筋

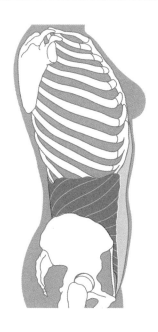

- - - - - - - - - - - **内腹斜筋のプロフィール** - - - - - - - - - - -

内腹斜筋は、外腹斜筋の奥にある深層筋。外腹斜筋と内腹斜筋とでは正反対の斜めの方向に、肋骨下部から骨盤の後方に流れるように走行。

外腹斜筋、内腹斜筋は、肋骨を意識しながらアプローチするとよい。

内腹斜筋（ないふくしゃきん）

【付着】起始：鼡径靭帯、腸骨（腸骨稜）、胸腰筋膜
　　　　停止：第10 〜 12肋骨、腹直筋鞘
【作用】脊柱の側屈、回旋、屈曲、腹圧を高める

腹横筋

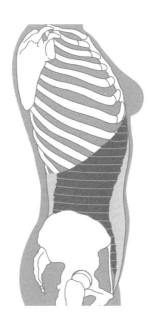

---------- **腹横筋のプロフィール** ----------

腹横筋は、腹筋群の中で最も深層にあるインナーマッスル。腹部の正中に向かって水平（横）の方向に走行。
腹横筋は、ウエストのくびれの辺りを意識しながらアプローチするとよい。

腹横筋（ふくおうきん）

【付着】起始：第 7 〜12 肋軟骨、鼡径靭帯、腸骨稜、
　　　　　　　胸腰筋膜
　　　　停止：腹直筋鞘、白線
【作用】腹圧を高める

＜サイドストローク：外腹斜筋、内腹斜筋、腹横筋＞

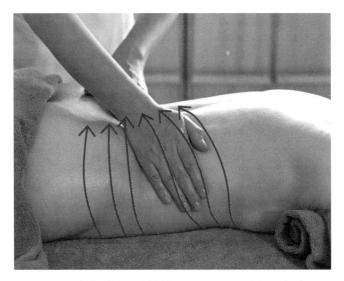

外腹斜筋と内腹斜筋と腹横筋の、すべての走行に対応でき
る手技が背中のサイドストローク。背中を右半身と左半身
に分けておこなう手技で、体側から脊柱に向かい、左右の
手が交互に入れ替わる手掌軽擦。大殿筋、腹横筋、外腹斜
筋、内腹斜筋、前鋸筋、僧帽筋、脊柱起立筋など背中で
アプローチしたい多くの筋肉を触ることができるストロー
ク。

アフターリーディングとフィードバック

　平背の姿勢のタイプで短縮傾向にあると考えたハムストリング、殿筋、腹筋のストレッチなどを提案します。たとえば、腰のつらさや違和感を主訴として来店したクライアントには、骨盤後傾に関わる殿筋が短縮傾向にあるのでストレッチを紹介し、ホームケアアドバイスをおこないます。

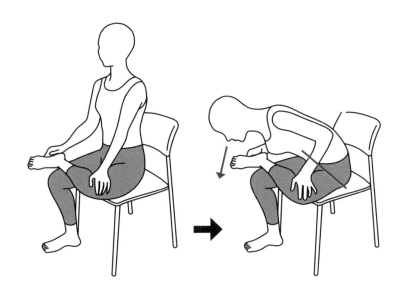

　イスに座って片足は膝を曲げて床に置き、その足に、もう片方の足の膝を曲げて上にのせ、上半身を前に倒す。このとき、骨盤は前面を向いたままの状態でおこなう。殿筋のストレッチを感じたら、その場で20〜30秒キープ。片側30秒、両側で1分、1日1回、毎日おこなうとよい。
※股関節に痛みが起きる場合は無理をしない。

姿勢タイプ：平背そり腰

※前章のステップ1〜4をおこなう。

(ステップ5)

姿勢の特徴と主訴の原因を考察する（仮説を立てる）

＜主訴の原因を考察する＞

　平背そり腰は、「猫背そり腰」の腰部と「平背（フラットバック）」の胸部の姿勢が組み合わさったケースなので、主訴の原因も二つのケースを合わせたものになります。

　脊柱の弯曲が少ないため、4〜6kgほどある頭部の重みを肩で受けてしまうことによる肩のつらさが考えられます。また全身の筋膜は、肩の挙上や骨盤の前傾により筋膜の引きつれなどが起こり、首、肩、腰、下肢につらさを感じることも考えられます。

　臨床では、大腿直筋と脊柱起立筋が短縮して骨盤が前傾することにより、腰の違和感やつらさを訴えるケースも多いです。

姿勢タイプ：平背そり腰

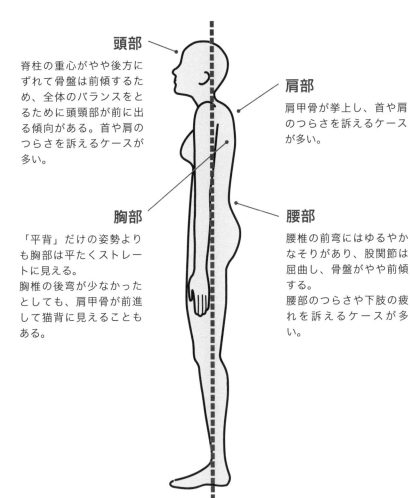

頭部

脊柱の重心がやや後方に
ずれて骨盤は前傾するた
め、全体のバランスをと
るために頭頸部が前に出
る傾向がある。首や肩の
つらさを訴えるケースが
多い。

肩部

肩甲骨が挙上し、首や肩
のつらさを訴えるケース
が多い。

胸部

「平背」だけの姿勢より
も胸部は平たくストレー
トに見える。
胸椎の後弯が少なかった
としても、肩甲骨が前進
して猫背に見えることも
ある。

腰部

腰椎の前弯にはゆるやか
なそりがあり、股関節は
屈曲し、骨盤がやや前傾
する。
腰部のつらさや下肢の疲
れを訴えるケースが多
い。

施術の重点部位を選択する

平背そり腰の重点部位：背中、下肢前面、デコルテ

　肩甲骨の挙上には「デコルテ」、腰椎の前弯増強（そり腰）や骨盤の前傾では「背中」「下肢前面」に、それぞれ筋肉の短縮傾向が見られるためです。
※施術部位を下肢後面、背中、下肢前面、腹部、腕、デコルテの6部位から3部位を選択。

【平背そり腰の重点部位】

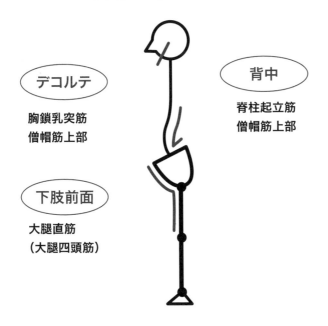

デコルテ

胸鎖乳突筋
僧帽筋上部

背中

脊柱起立筋
僧帽筋上部

下肢前面

大腿直筋
（大腿四頭筋）

第3章

エフェクティブタッチの実技編

ステップ7
短縮傾向にある筋肉をピックアップする

●背中：脊柱起立筋、僧帽筋上部

　そり腰は、腰部の脊柱起立筋が縮んで腰椎前弯の増強が起こります。また肩の挙上に関わる僧帽筋上部は背中からも触れる筋肉なので、意識してアプローチします。

●下肢前面：大腿直筋（大腿四頭筋）

　そり腰は、大腿四頭筋の大腿直筋が短縮傾向になり、股関節が屈曲し、骨盤が前傾します。施術は大腿四頭筋全体を意識しておこないます。
※股関節の屈曲の主動筋は、深層筋である「腸腰筋」になります（162ページ）。

●デコルテ：胸鎖乳突筋、僧帽筋上部

　平背の姿勢は、若干顎が前に出ますが、猫背の姿勢ほど大きく頭頸部が押し出されるケースは少ないです。しかし、この部位の施術は肩に頭の重みの負担がかかり、首や肩につらさを訴えるケースに役立ちます。

※平背の場合は、ボディリーディングをして肩甲骨の前進（外転）や肩関節の内転や内旋があった場合には、それらに関係している大胸筋、小胸筋、前鋸筋、三角筋、広背筋などのアプローチも含めて考えます。

施術のプランニングをする

[平背そり腰の施術プランニングの例（施術順）]
① 下肢後面（10 分）
② 背中（15 分）
③ 下肢前面（15 分）
④ 腹部（5 分）
⑤ 腕（10 分）
⑥ デコルテ（15 分）

　重点部位の「下肢前面」「背中」「デコルテ」に時間配分が多めになっています。
※下肢、腕の施術は左右両方の施術時間です。

ステップ 9

基礎解剖学とエフェクティブタッチの基本テクニック

「平背そり腰」タイプのクライアントにおこなうエフルラージュの手技と、ステップ7でピックアップした「部位別に短縮傾向にある筋肉」を参考に、解剖学と施術が結びついたテクニックを紹介します。

第3章
エフェクティブタッチの実技編

胸鎖乳突筋

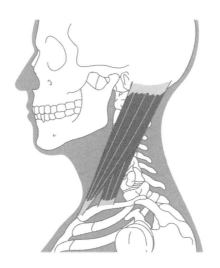

---------- **胸鎖乳突筋のプロフィール** ----------

胸鎖乳突筋は、横を向いてもらうと筋肉が浮き出てくるので、非常にわかりやすくなる。

首と頭を安定させる筋肉で、頭の位置が横に傾く場合や、顎が押し出されていたらリリースが必要な筋肉。

胸鎖乳突筋（きょうさにゅうとつきん）

【付着】起始：胸骨頭は胸骨柄上縁、鎖骨頭は鎖骨（前面1/3）

　　　　停止：側頭骨（乳様突起）、後頭骨（上項線）

【作用】両側がはたらくと：首を屈曲（顎を引いた状態で前屈、顎を上げた状態で後屈）

　　　　一側がはたらくと：顔と首を反対側に回旋、同側に側屈

＜輪状軽擦：胸鎖乳突筋＞

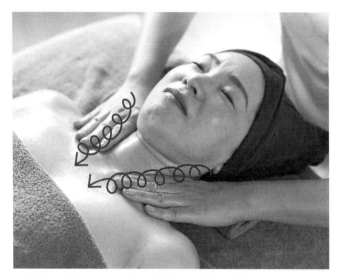

胸鎖乳突筋は、停止部の側頭骨の乳様突起から始まり、直径4〜5cmの円を描きながら起始部の鎖骨に向かって輪状軽擦。指は示指、中指、環指の三指を使うと、筋腹全体にアプローチできる。

臨床では、頸椎に触れることなく首の筋肉を緩めることができるので、首のつらさを訴えるクライアントにたいへん役立つ。

第3章

エフェクティブタッチの実技編

大腿四頭筋

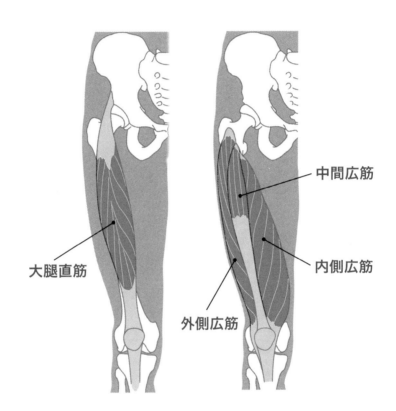

中間広筋

大腿直筋

外側広筋

内側広筋

大腿四頭筋のプロフィール

大腿四頭筋は、大腿直筋、中間広筋、外側広筋、内側広筋の４つの筋で構成されている。膝蓋骨を覆うように付着し、膝関節の動きに関わる。大腿直筋が短縮すると股関節が屈曲し、そり腰になる。

大腿直筋（だいたいちょっきん）

大腿四頭筋の中で唯一、腸骨に付着を持ち股関節の運動に関わる。

【付着】起始：腸骨（下前腸骨棘）
　　　　停止：膝蓋骨、脛骨（粗面）
【作用】膝関節の伸展、股関節の屈曲

中間広筋（ちゅうかんこうきん）

大腿直筋の下層にあり、下部は膝蓋骨に、上部は大腿骨に終わる。

【付着】起始：大腿骨
　　　　停止：膝蓋骨、脛骨（粗面）
【作用】膝関節の伸展

内側広筋（ないそくこうきん）

大腿四頭筋の内側にあり、下部は膝蓋骨、上部は大腿骨に終わる。

【付着】起始：大腿骨（粗線内側唇）
　　　　停止：膝蓋骨、脛骨（粗面）
【作用】膝関節の伸展

外側広筋（がいそくこうきん）

大腿四頭筋の外側にあり、下部は膝蓋骨、上部は大腿骨に終わる。

【付着】起始：大腿骨（大転子から粗線外側唇）
　　　　停止：膝蓋骨、脛骨（粗面）
【作用】膝関節の伸展

＜クリスクロス：大腿四頭筋＞

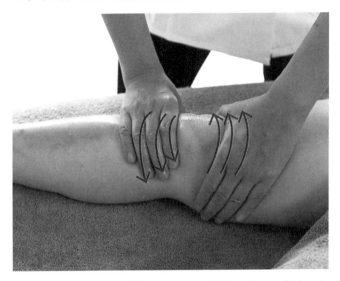

クリスクロスとは、「交差しながら移動する」の意味。大腿四頭筋である付着部の膝蓋骨の上下に両手を置き、大腿骨と頸骨を密着させて持つ。密着させたまま両手を互いに反対の方向にスライドさせる。大腿四頭筋の4つの筋肉をまとめて1つの手技でアプローチできるストローク。

＜手掌軽擦：大腿四頭筋＞

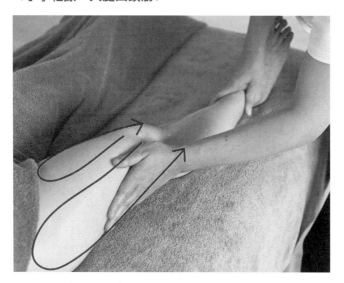

大腿骨を境にして内側と外側に分けて手掌で軽擦する方法。

内側のストロークは、大腿骨の下部から始まり、上部に向かって進み、内側にある内側広筋、内転筋群を包み込み、膝関節に戻り、折り返す。膝関節周辺では大腿部の後面にある半腱様筋、半膜様筋の付着部にもアプローチできる。

外側のストロークは、大腿部の外側にある外側広筋、腸脛靭帯を手掌全体で軽擦する。腓骨頭に付着している大腿二頭筋、長腓骨筋にもアプローチできる。

アフターリーディングとフィードバック

　平背そり腰の姿勢のタイプで短縮傾向にあると考えた大腿直筋、脊柱起立筋、胸鎖乳突筋のストレッチなどを提案します。たとえば、腰のつらさや違和感を主訴として来店したクライアントには、骨盤前傾に関わる大腿直筋が短縮傾向にあるのでストレッチを紹介し、ホームケアアドバイスをおこないます。

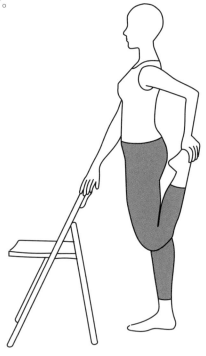

イスや壁などに片手を置き、ぐらつく体を支える。支えた手と同じ側の足の膝は伸ばしておく。もう片方の足を後ろに折り、同じ側の手で足首を持ち、股関節を伸展させる。大腿直筋のストレッチを感じたら、その場で20〜30秒キープ。片側30秒、両側で1分、1日1回、毎日おこなうとよい。

姿勢タイプ：猫背＋骨盤後傾

※ステップ１～４をおこなう。

（ ステップ５ ）

姿勢の特徴と主訴の原因を考察する（仮説を立てる）

＜主訴の原因を考察する＞

　頭部の重みは、通常４～６kgといわれていますが、頭が前に出ることにより、首や肩に伝わる重さはさらに増し、負担がかかります。これらが原因で首や肩のつらさを感じることがあります。

　猫背の姿勢に関連する動きとして、肩甲骨の挙上は臨床では多く見られるケースです。肩の挙上や内巻きにより、筋肉の伸張や筋膜の引きつれなどが起こり、肩や背中の張りを感じることもあります。肩の内巻きでは、肩関節の屈曲により腕に伝わる重さが増して、肩や腕のつらさが出ると考えられます。

　股関節が伸展して骨盤が後傾することによる腰のつらさを感じることがあります。また殿筋とハムストリングが短縮し、腰周辺の筋膜を引っ張ることで、肩や腰の張りを訴えるケースもあります。

姿勢タイプ：猫背＋骨盤後傾

頭部

重心線よりも頭部が前に出る。首や肩のつらさ、目の疲れを訴えるケースが多い。

胸部

胸椎の後弯が強くなることで猫背になり、バストが下垂して見える。脊柱の形が不良になることで横隔膜が下がりにくくなり、呼吸が浅く、速くなることがある。背中の張りを訴えるケースが多い。

腹部

「くの字」に丸まり、内臓が圧迫されて、胃腸のはたらきが悪くなり、便秘や消化不良、食欲不振を訴えるケースもある。

肩部

肩甲骨の前進または肩関節の屈曲・内旋により、肩が前に出る。肩甲骨が挙上し、首や肩のつらさ、肩の張りを訴えるケースが多い。

腰部

腰椎の前弯が弱くなることで骨盤が後傾になる。股関節が伸展し、骨盤が後傾することで腰の違和感や、下肢の疲れを訴えるケースが多い。加齢とともに腰椎が後弯となり、骨盤の後傾が増強されて、猫背とともに腰も曲がり、背中全体が丸くなる。

施術の重点部位を選択する

> 猫背＋骨盤後傾の重点部位：デコルテ、背中、下肢後面、
> 腹部
> ※この中から3部分に絞ります。

　胸椎の後弯増強（猫背）には「デコルテ」、骨盤の後傾では「背中」「下肢後面」「腹部」に、それぞれ筋肉の短縮傾向が見られるためです。
※施術部位を下肢後面、背中、下肢前面、腹部、腕、デコルテの6部位から3部位を選択。

【猫背＋骨盤後傾の重点部位】

デコルテ

胸鎖乳突筋
大胸筋
小胸筋
前鋸筋
三角筋
僧帽筋上部

背中

殿筋
腹斜筋
三角筋
僧帽筋上部
前鋸筋

腹部

腹直筋
腹斜筋
前鋸筋
大胸筋

下肢後面

半腱様筋
半膜様筋
大腿二頭筋
（ハムストリング）

ステップ7

短縮傾向にある筋肉をピックアップする

●デコルテ：胸鎖乳突筋、大胸筋、小胸筋、前鋸筋、三角筋、僧帽筋上部

　アゴが上がり、頭頸部が後屈する場合は、胸鎖乳突筋、脊柱起立筋、頭板状筋などが短縮します。エフェクティブタッチでは頸周辺のアプローチはおこないません。頸椎付着部分の脊柱起立筋や頭板状筋の施術を控えます。猫背は大胸筋、小胸筋、前鋸筋が縮んで肩甲骨が前進し、肩の内巻きが起こるケースが多いです。肩の内巻きをつくるケースとして、肩関節の屈曲と内旋にも関わる三角筋と、肩の挙上に関係する僧帽筋上部が短縮傾向になります。デコルテでは、三角筋と僧帽筋の付着部である鎖骨にアプローチします。臨床では肩の内巻きはたいへん多く見られるケースなので、デコルテのアプローチは、そのようなクライアントの満足度をアップします。

●背中：殿筋、腹斜筋、三角筋、僧帽筋上部、前鋸筋

　殿筋が縮んで股関節が伸展し、骨盤の後傾が起こるケースが多いです。骨盤の後傾時には腹筋群も短縮傾向にあります。背中でも腹斜筋は触ることができるので、アプローチの対象にします。また肩関節の動きに関わる三角筋、肩の挙上に関係する僧帽筋上部、肩甲骨の前進に関わす前鋸筋が短縮傾向になるので意識して触ります。

●下肢後面：
半腱様筋、半膜様筋、大腿二頭筋（ハムストリング）

　骨盤後傾は、ハムストリングが縮んで股関節の伸展（＝骨盤の後傾）が起こるケースが多いので半腱様筋、半膜様筋、大腿二頭筋をメインにアプローチします。

●腹部：腹直筋、腹斜筋、前鋸筋、大胸筋

　骨盤後傾は、腹筋群が縮んで股関節の伸展（＝骨盤の後傾）が起こる
ケースが多いので、腹直筋と腹斜筋をアプローチします。また肋骨の下部
は、肩甲骨の前進で肩が内巻きになると短縮傾向にある前鋸筋、大胸筋の
起始部です。ここは腹部でしかアプローチできないので意識して触ります。

(ステップ8)
施術のプランニングをする

[猫背＋骨盤後傾の施術プランニングの例（施術順）]
① 下肢後面（15分）
② 背中（15分）
③ 下肢前面（10分）
④ 腹部（10分）
⑤ 腕（10分）
⑥ デコルテ（10分）

　このケースは重点部位を「下肢後面」「背中」「腹部」にした時間配分です。
「デコルテ」を他と入れ替えてもよいです。
　80〜90分以上施術できる場合には重点部位を4つでアプローチします。
※下肢、腕の施術は左右両方の施術時間です。

(ステップ9)
基礎解剖学とエフェクティブタッチの
基本テクニック

　「猫背＋骨盤後傾」タイプのクライアントにおこなうエフルラージュの
手技と、ステップ7でピックアップした「部位別に短縮傾向にある筋肉」
を参考に、解剖学と施術が結びついたテクニックを紹介します。

第3章　エフェクティブタッチの実技編

ハムストリング

ハムストリングは、大腿二頭筋、半腱様筋、半膜様筋の3つの筋で構成される。この3つの筋肉の付着部で共通しているのは「坐骨結節」。ここには大内転筋も付着している。

大腿二頭筋
（だいたいにとうきん）

【付着】起始：長頭が坐骨（坐骨結節）、
　　　　短頭が大腿骨（粗線外側唇中部）
　　　　停止：腓骨頭
【作用】膝関節の屈曲、屈曲した膝関節
　　　　を外旋。長頭は股関節を伸展

半腱様筋（はんけんようきん）

【付着】起始：坐骨結節
　　　　停止：脛骨（粗面の内側）
【作用】膝関節の屈曲、屈曲した膝関節
　　　　の内旋。股関節を伸展

半膜様筋（はんまくようきん）

【付着】起始：坐骨結節
　　　　停止：脛骨（脛骨内側顆の
　　　　　　　後面）
【作用】膝関節の屈曲、屈曲した膝関節
　　　　の内旋。股関節を伸展

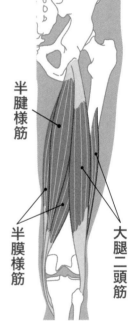

半腱様筋

半膜様筋

大腿二頭筋

＜ドラゴンマウスストローク：ハムストリング＞

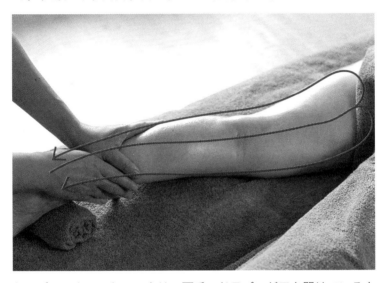

ドラゴンマウスストロークは、両手でドラゴンが口を開けているような形をつくり、内側の手を下に、外側の手をその上に足首に置き構える。踵骨から始まり、アキレス腱、腓腹筋、ハムストリングを通り、坐骨結節に向かう。坐骨結節で折り返し、外側の手は大転子から腸脛靭帯を通り、内側の手は内転筋を抱え、腓腹筋、アキレス腱、踵骨へと戻る。

＜サイドストローク：ハムストリング＞

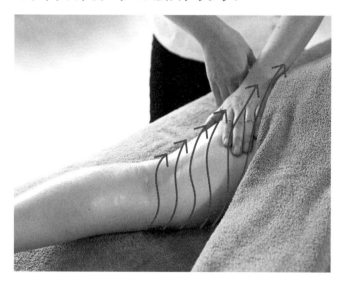

下肢後面大腿部のサイドストロークは、大腿部に対して斜め45°に立つ。膝裏の膝窩筋（しっかきん）から始まり、大腿部の内側から外側の方向に、斜めのラインを両手で交互におこなう。片手が抜けそうになったら、もう片方の手が入ってくるようにストロークし、大腿部の上部は大転子を通って抜ける。

上腕二頭筋

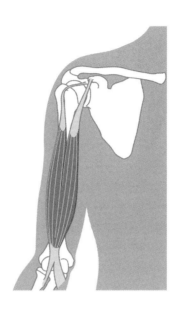

上腕二頭筋のプロフィール

上腕二頭筋の起始部は二頭に分かれ、長頭は肩甲骨の関節上結節に、短頭は烏口突起に付着。長頭は肩峰の下を回り込むようについているため触れないので、施術では短頭を意識しておこなう。

上腕二頭筋（じょうわんにとうきん）

【付着】起始：長頭が肩甲骨（関節上結節）、短頭が肩甲骨
　　　　　　　（烏口突起）
　　　　停止：橈骨、上腕二頭筋腱膜
【作用】前腕（肘関節）の屈曲、回外

＜ドラゴンマウスストローク：上腕二頭筋＞

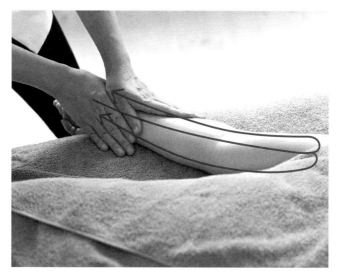

両手でドラゴンが口を開いたような形をつくり、手首に置いて構える。手首から始まり、前腕部を通り、上腕部は烏口突起（うこうとっき）に向かって進み、上腕筋、上腕二頭筋を通り、肩峰と三角筋を包み込む。両手が三角筋の後部線維を捉えたら、手首に向かって折り返す。

腹直筋

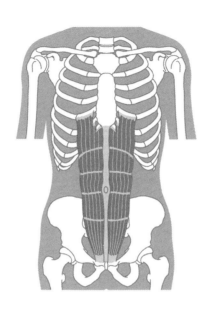

---------- ## 腹直筋のプロフィール ----------

腹筋が割れてシックスパックといわれるのは、腹筋群の中の腹直筋。中央部の白線と中間腱の腱画で区切られた筋肉が、トレーニングにより大きく膨らんで割れたように見える。走行は肋骨から恥骨の縦のライン。

腹直筋（ふくちょくきん）

【付着】起始：恥骨
　　　　停止：第5〜7肋軟骨、胸骨剣状突起
【作用】体幹（脊柱）の前屈、腹圧を高める

＜手掌軽擦：腹直筋＞

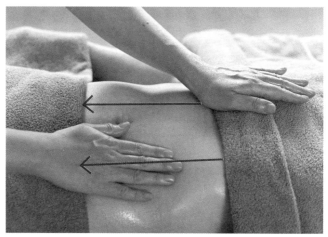

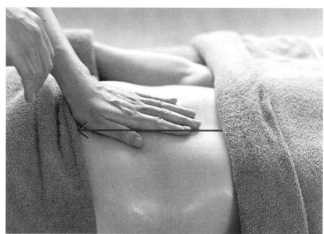

腹直筋鞘の外側のラインを、右側は右手で、左側は左手で
両手を交互に手掌軽擦（写真上）。肋骨下部に手根部から
入り、恥骨に向かう。何度か繰り返したら、中央の白線の
ラインを一直線上に両手交互におこなう（写真下）。

アフターリーディングとフィードバック

　猫背＋骨盤後傾の姿勢のタイプで短縮傾向にあると考えた大胸筋、小胸筋、前鋸筋、三角筋、僧帽筋上部、腹筋群、ハムストリングなどのストレッチを提案します。たとえば、腰のつらさや違和感を主訴として来店したクライアントには、骨盤後傾に関わるハムストリングが短縮傾向にあるので、ストレッチを紹介し、ホームケアアドバイスをおこないます。

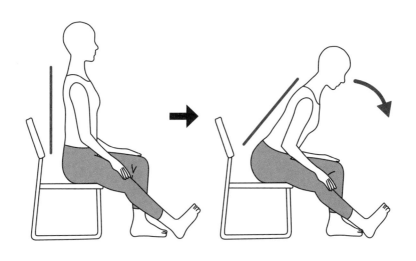

イスの背もたれに背をつけずに浅めに座り、片足は膝を曲げて床に置く。もう片方の足の膝は伸ばして前に出し、足首を背屈させて上半身を倒す。膝を伸ばした側のハムストリングのストレッチを感じたら、その場で20〜30秒キープ。片側30秒、両側で1分、1日1回、毎日おこなうとよい。

姿勢タイプ：スウェイバック
（猫背＋骨盤前方シフト＋膝関節の屈曲）

※前章のステップ1〜4をおこなう。

（ ステップ5 ）

姿勢の特徴と主訴の原因を考察する（仮説を立てる）

＜主訴の原因を考察する＞

　腹筋、背筋、殿筋が弱く筋肉をうまく使えずに足で体重を受けています。また頭の重みを体幹で支えることが難しく、下肢（特に太ももや膝）で体重を支えてしまいます。そのため、膝関節に負担がかかり、膝の関節に違和感やつらさを持ちやすくなるのです。また下肢にかかる負担も大きく、「歩く」「立つ」などの日常の動作だけでも、下肢の疲労を感じるケースがたいへん多いです。

　頭部の重みは、通常4〜6kgといわれていますが、頭が前に出ることにより、首や肩に伝わる重さはさらに増し、負担がかかります。これらが原因で首や肩のつらさを感じることがあります。

　猫背の姿勢に関連する動きとして、肩甲骨の挙上は臨床では多く見られるケースです。肩の挙上や内巻きにより筋肉の伸張や筋膜の引きつれなどが起こり、肩や背中の張りを感じることもあります。肩の内巻きでは、肩関節の屈曲により腕に伝わる重さが増して肩や腕のつらさが出ると考えられます。

　股関節が伸展して骨盤が後傾することによる腰のつらさを感じることがあります。また殿筋とハムストリングが短縮し、腰周辺の筋膜を引っ張ることで肩や腰の張りを訴えるケースもあります。

姿勢タイプ：スウェイバック（猫背＋骨盤前方シフト＋膝関節の屈曲）

頭部

重心線よりも頭部が前に出る。首や肩のつらさ、目の疲れを訴えるケースが多い。

胸部

胸椎の後弯が強くなることで猫背になり、バストが下垂して見える。脊柱の形が不良になることで横隔膜が下がりにくくなり、呼吸が浅く、速くなることがある。背中の張りを訴えるケースが多い。

肩部

肩甲骨の前進または肩関節の屈曲・内旋により肩が前に出る。肩甲骨が挙上し、首や肩のつらさ、肩の張りを訴えるケースが多い。

腰部

腰椎が平坦（ストレート）になる傾向が多く、腰を丸くすることが難しく、骨盤が前に押し出されているように見える。また骨盤は後傾していることがほとんどだが、前傾しているケースもあり得る。

下肢

腹筋・背筋が弱く、体重を腰部で受け止められずに下肢で支える傾向があり、膝が前に出てくる（膝関節の屈曲）ケースが多い。
臨床では、下肢の疲れ、だるさ、つらさを訴えるケースが多い。

145

施術の重点部位を選択する

> **スウェイバック（猫背＋骨盤前方シフト＋膝関節の屈曲）
> の重点部位：下肢後面、下肢前面、デコルテ**

　スウェイバックの姿勢は、施術の重点部位を決める基準がレアケースになります。ボディリーディングをして腹部や腰部が短縮しているケースがあったとしても、「下肢後面」と「下肢前面」を施術の重点部位とします。頭の重みや体重を、最終的には下肢で受け止めているため、下肢に疲れやつらさが出るケースが多いからです。また筋力が弱く、施術結果の持続性が難しいため、下肢を優先します。

　腰椎の後弯増強では「デコルテ」に筋肉の短縮傾向が見られるので、この部位をおこないます。

【スウェイバックの重点部位】

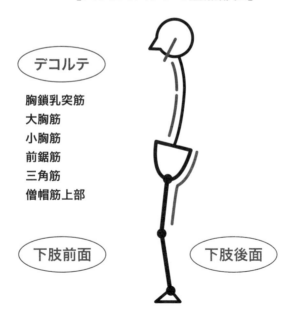

デコルテ

胸鎖乳突筋
大胸筋
小胸筋
前鋸筋
三角筋
僧帽筋上部

下肢前面　　　　　下肢後面

短縮傾向にある筋肉をピックアップする

●デコルテ：胸鎖乳突筋、大胸筋、小胸筋、前鋸筋、三角筋、僧帽筋上部

　アゴが上がり、頭頸部が後屈する場合は、胸鎖乳突筋、脊柱起立筋、頭板状筋などが短縮します。エフェクティブタッチでは頸周辺のアプローチはおこないませんので、頸椎付着部分の脊柱起立筋や頭板状筋の施術を控えます。

　猫背は大胸筋、小胸筋、前鋸筋が縮んで、肩甲骨が前進し、肩の内巻きが起こるケースが多いです。また、肩の内巻きをつくるケースとして、肩関節の屈曲と内旋にも関わる三角筋と、肩の挙上に関係する僧帽筋上部が短縮傾向になります。

　デコルテでは、三角筋と僧帽筋の付着部である鎖骨にアプローチします。臨床では肩の内巻きはたいへん多く見られるケースなので、デコルテのアプローチは、そのようなクライアントの満足度をアップします。

　※「下肢後面」と「下肢前面」を重点部位に選択しましたが、スウェイバックの姿勢は施術の重点部位を決める基準がレアケースです。「下肢後面」と「下肢前面」は、腹部や腰部に短縮している筋肉があったとしても、下肢を施術の重点部位としているため、短縮傾向にある筋肉のピックアップはしないで施術をします。

第3章

エフェクティブタッチの実技編

施術のプランニングをする

[スウェイバック（猫背＋骨盤前方シフト＋膝関節の屈曲）
の施術プランニングの例（施術順）]
① 下肢後面（15 分）
② 背中（10 分）
③ 下肢前面（15 分）
④ 腹部（5 分）
⑤ 腕（10 分）
⑥ デコルテ（15 分）

　このケースは重点部位を「下肢後面」「下肢前面」「デコルテ」に時間
配分が多めになっています。
※下肢、腕の施術は左右両方の施術時間です。

基礎解剖学とエフェクティブタッチの
基本テクニック

「スウェイバック（猫背＋骨盤前方シフト＋膝関節の屈曲）」タイプのク
ライアントにおこなうエフルラージュの手技と、ステップ7でピックアッ
プした「部位別に短縮傾向にある筋肉」を参考に、解剖学と施術が結びつ
いたテクニックを紹介します。

腓腹筋

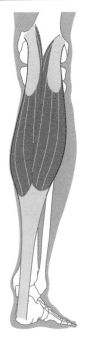

---------- ## 腓腹筋のプロフィール ----------

腓腹筋とヒラメ筋を合わせて下腿三頭筋という。腓腹筋が表層
で、その深層にヒラメ筋がある。アキレス腱は、踵骨から腓腹筋
の半分くらいを占めるほど長い。臨床ではアキレス腱が硬くなっ
ているケースが多い。

腓腹筋（ひふくきん）

【付着】起始：大腿骨（外側上顆と内側上顆の後面）
　　　　停止：踵骨（ヒラメ筋の腱と合流してアキレス腱となり
　　　　　　　　停止する）
【作用】膝関節の屈曲、足関節（距腿関節）の底屈

ヒラメ筋

ヒラメ筋のプロフィール

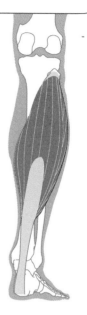

ヒラメ筋は腓腹筋の深層に位置する。付着部の腓骨頭は、膝関節の少し下の外側にあるコリコリとした部分で、簡単に確認できる。

ヒラメ筋（ひらめきん）

【付着】起始：腓骨（腓骨頭と後面上部）、
　　　　　　胫骨（後面上部とヒラメ筋線）
　　　　停止：踵骨（腓腹筋の停止腱と結合
　　　　　　　　し、アキレス腱となり、停止する）
【作用】足関節（距腿関節）の底屈

膝窩筋

膝窩筋のプロフィール

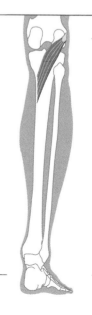

膝窩筋は、膝関節を斜めに横断するように走行し、大腿骨の外側から胫骨後面に付着。

膝窩筋（しっかきん）

【付着】起始：大腿骨（外側上顆）
　　　　停止：胫骨（上部後面）
【作用】膝関節の屈曲、屈曲した
　　　　膝関節を内旋

＜手掌軽擦：腓腹筋・ヒラメ筋・膝窩筋＞

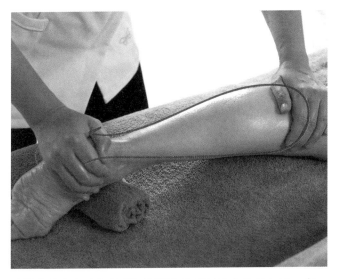

手掌全体をふくらはぎに密着させておこなうストローク。
踵骨から始まり、内側のアキレス腱を通り、膝関節に進
む。膝関節では膝窩筋を意識しておこない、ヒラメ筋の付
着の腓骨頭を通り、アキレス腱の外側から踵骨まで戻る。

長腓骨筋と短腓骨筋

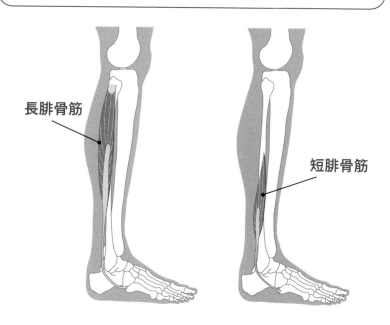

長腓骨筋

短腓骨筋

長・短腓骨筋のプロフィール

長腓骨筋も短腓骨筋も腓骨に沿って走行している。停止部は腱となり、外くるぶし（外果）を通り、足底の中足骨に終わる。

長腓骨筋（ちょうひこつきん）

【付着】起始：腓骨（腓骨頭および外側上部）
　　　　停止：第１中足骨と内側楔状骨（ないそくけつじょうこつ）
【作用】足関節の外がえし、底屈

短腓骨筋（たんひこつきん）

【付着】起始：腓骨（外側）
　　　　停止：第５中足骨
【作用】足関節の外がえし、底屈

＜輪状軽擦：長腓骨筋、短腓骨筋＞

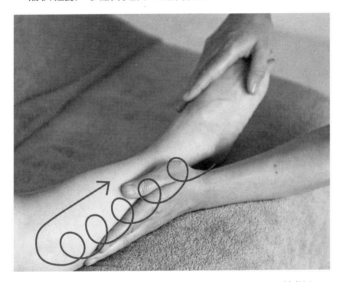

腓骨側の手掌で輪状軽擦をおこなう。くるぶしの外側から始まり、腓骨頭に向かって下からすくい上げるように、直径4〜5㎝の円を描きながら進む。腓骨頭を手掌の真ん中が捉えたら、折り返し前脛骨筋の上を真っすぐ足首に戻る。

前脛骨筋

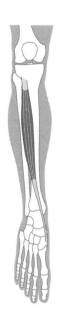

- - - - - - - - - - - - **前脛骨筋のプロフィール** - - - - - - - - - - - -

前脛骨筋の起始部である脛骨上部の外側は緩やかなカーブがあり、母指の指腹が入るほどのくぼみがある。そこに母指を密着させておこなうと、クライアントの満足度が高い施術部位。付着した腱が硬くなっている場合は、母指を脛骨にすり合わせるようなアプローチをするとよい。

前脛骨筋（ぜんけいこつきん）

【付着】起始：脛骨（上部外側）、下腿骨間膜
　　　　停止：第1中足骨、内側楔状骨（底面）
【作用】足関節（距腿関節）の内がえし、
　　　　足関節（距腿関節）の背屈

〈母指軽擦：前脛骨筋〉

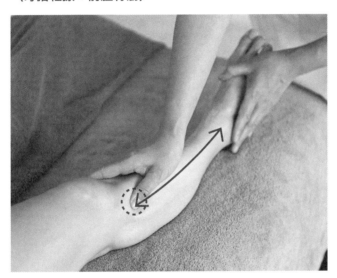

前脛骨筋を母指で捉え、母指と四指で脛骨と腓骨を挟むようにして進む。脛骨上部骨端のくぼみを母指で押圧。戻りは圧をかけずに足首まで戻る。

アフターリーディングとフィードバック

　スウェイバック（猫背＋骨盤前方シフト＋膝関節の屈曲）の姿勢のタイプでは、腹筋と背筋が弱いので、ストレッチのアドバイスではなく、筋力アップのトレーニングを優先しておこないます。

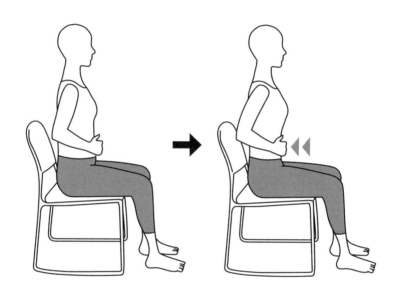

　腹筋群のインナーマッスルの腹横筋を鍛えるドローインが、簡単でおすすめ。イスの背もたれに背をつけずに浅めに座り、背筋を伸ばし、骨盤の上に頭が乗るように座る。ロングブレスで背中とお腹がくっつくくらい息を吐いて、そのまま息を吐ききるまでキープする。キープしているときにお尻の穴を10回閉じると骨盤底筋群も鍛えられる。この1～3セットを毎日おこなうとよい。

エフェクティブタッチの
応用編

ケース別の深い組織への
アプローチ法

骨　盤

　骨盤は、腰部では脊柱と、股関節では大腿骨と接続して、上半身と下半身をつなぐ人体の要といえる骨格です。また内臓を守る重要な役割もあります。

　股関節は、下半身の機能である歩行や姿勢を支え、腰や下肢の動きに不可欠な役割を担っており、日常生活において常に使われます。また、多くの筋肉や靭帯に支えられて関節の安定性を確保しています。そのため、深い組織へのアプローチが必要になります。ここでは、「骨盤の前傾」「骨盤の後傾」「骨盤の高さの左右差」「骨盤の回旋」のケース別のアプローチ方法について紹介します。

骨盤の前傾（そり腰）

ボディリーディング

＜股関節の屈曲ケース＞

　エフェクティブタッチのボディリーディングでは、側面から脊柱の形と骨盤の傾きを見ます。直立で下肢を固定した状態でおこなうので、股関節が屈曲する場合には、骨盤が前傾します。腰椎の前弯が強くなると、より骨盤の前傾は強くなるので、傾き方（次ページ）を見ていきます。

下肢を固定した状態で股関節を屈曲する場合

股関節を屈曲すると
骨盤は前傾する

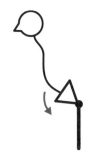

腰椎前湾が強くなると
より骨盤の前傾が強まる

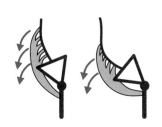

●**股関節を屈曲させる筋群：**
　腸腰筋（大腰筋・腸骨筋）、大腿直筋

※その他、関連する筋肉を重要な順に、縫工筋、大腿筋膜張筋、恥骨筋、
長内転筋、短内転筋、薄筋

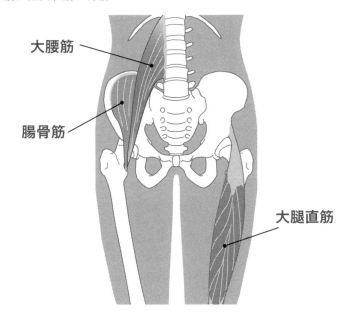

大腰筋

腸骨筋

大腿直筋

＜脊柱（腰部）の後屈（伸展）ケース＞

　エフェクティブタッチのボディリーディングでは、側面から脊柱の形と骨盤の傾きを見ます。脊柱の腰部が、後屈（伸展）することで骨盤が前傾します。図Aは、軸が同じまま腰椎が過伸展して体幹が後ろにそっているケースです。図Bは、腰椎前弯が増強して腰椎伸展とともに骨盤が軸から後方へずれてお尻が突き出されているケースです。骨盤以外に股関節の位置も重心線からやや後ろにずれています。臨床では、図のように頭部が大きく後ろにそるほどではなく、軸からわずかに後方に見える程度ですが、荷重が後ろにかかり倒れてしまいそうに見えることもしばしばあります。

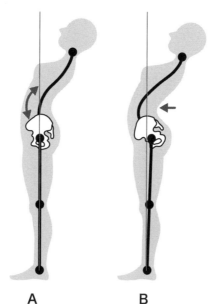

A　　　　　　　B

●脊柱（腰部）を後屈（伸展）させる筋群：
　脊柱起立筋、　半棘筋、多裂筋、回旋筋
※半棘筋、多裂筋、回旋筋はまとめて横突棘筋と呼ばれる
※半棘筋は腰部にないが、脊柱の動きの調整に関わる

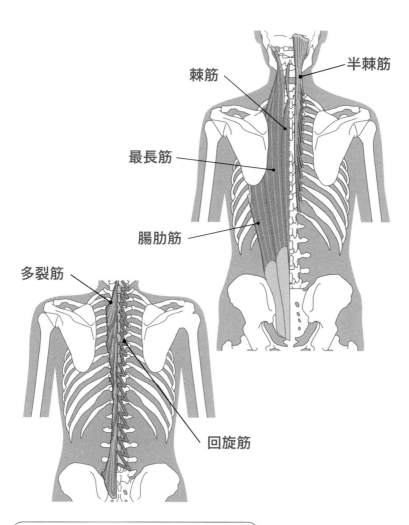

半棘筋

棘筋

最長筋

腸肋筋

多裂筋

回旋筋

アプローチする筋肉の解剖学

　エフェクティブタッチのボディリーディングで「そり腰」のクライアントに対して、大腿直筋や脊柱起立筋にエフルラージュでアプローチをおこなっても姿勢に変化がない場合やクライアントの訴えが変わらなかったときは、深い組織の腸腰筋、半棘筋、多裂筋、回旋筋などにアプローチします。

161

腸腰筋（大腰筋・腸骨筋）

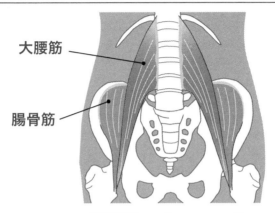

大腰筋

腸骨筋

腸腰筋のプロフィール

腸腰筋は、大腰筋と腸骨筋からなる上半身と下半身をつなぐ筋肉。腸骨筋の停止部は、大腰筋の腱と合流して小転子に付着。大腰筋は、脊柱の腰部と大腿骨の内側をつなぐ強靭な筋肉で、姿勢の保持や歩行に大きな影響を与える。股関節を屈曲させる重要な主動筋である。アプローチ方法は、仰向け（仰臥位）のときに腹部から腸骨に沿って母指で深く押圧し、大腰筋に圧を伝える程度でおこなう。または腹直筋をつかんで揉捏法をおこなう。

大腰筋（だいようきん）

【付着】起始：胸椎、腰椎
　　　　停止：大腿骨（小転子）
【作用】股関節の屈曲、大腿骨固定時は座位で体幹が屈曲
　　　　（前屈）

腸骨筋（ちょうこつきん）

【付着】起始：腸骨
　　　　停止：大腿骨（小転子）
【作用】股関節の屈曲、大腿骨固定時は座位で体幹が屈曲（前屈）

半棘筋

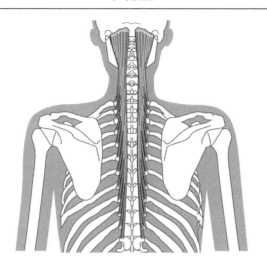

---------- **半棘筋のプロフィール** ----------

横突棘筋は、椎骨の横突起と棘突起をつなぐ筋で、浅い(長い)順に半棘筋・多裂筋・回旋筋の3つがある。左右両側がはたらけば脊柱の伸展（後屈）に、片側がはたらけば脊柱の側屈に、脊柱の回旋にも関わる筋。

半棘筋は椎骨の横突起から6個以上の椎骨を飛び越えて棘突起に終わる。頸部と胸部だけで腰部に無い。多裂筋の浅層に位置し、棘突起の両側の溝を埋めるように構成しているので、母指の押圧により多裂筋と半棘筋を同時にアプローチできる。頭半棘筋は最も強大な項筋だがエフェクティブタッチでは頸部の施術は控えるため後頭骨の上項線周辺にアプローチをおこなう。

半棘筋（はんきょくきん）

【付着】起始：脊柱（横突起）
　　　　停止：脊柱（棘突起）
【作用】頸胸部の後屈（伸展）、脊柱を側屈、脊柱を回旋

多裂筋

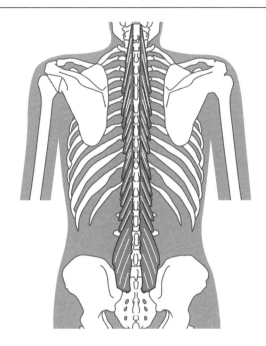

多裂筋のプロフィール

多裂筋は椎骨の横突起から始まり3～5個上位の椎骨を飛び越えて棘突起に終わる。脊柱の棘突起の両側の溝を埋めるように構成され頸椎から仙骨に伸び、姿勢の保持と立位や座位で脊柱を安定する。棘突起の両側の溝に母指の指腹をあて、深く押圧しながらアプローチするとよい。

多裂筋（たれつきん）

【付着】起始：脊柱（横突起）
　　　　停止：脊柱（棘突起）
【作用】脊柱の後屈（伸展）、脊柱を側屈、脊柱を回旋

回旋筋

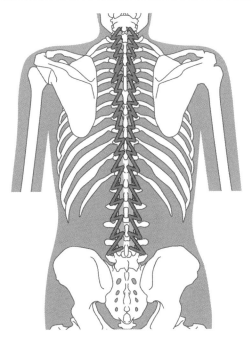

- - - - - - - - - - - ## 回旋筋のプロフィール - - - - - - - - - - -

回旋筋には椎骨の横突起から1つ上の椎骨の棘突起に終わる短回旋筋と、2つ上に終わる長回旋筋がある。脊柱の回旋が主な作用となるが、脊柱の後屈（伸展）や側屈の調整にも関わる。多裂筋の深層にあり棘突起の両側の溝を埋めるように位置しているので、母指の押圧により多裂筋と半棘筋と回旋筋は同時にアプローチできる。

回旋筋（かいせんきん）

【付着】起始：脊柱（横突起）
　　　　停止：脊柱（棘突起）
【作用】脊柱を回旋、脊柱の後屈（伸展）

股関節と脊柱周辺のディープティシューの実技

〈ニーディング：大腿直筋〉

　大腿直筋は浅層の筋肉ですが、エフルラージュよりも深くアプローチしたいときに、筋肉を揉むニーディングの手技をおこないます。

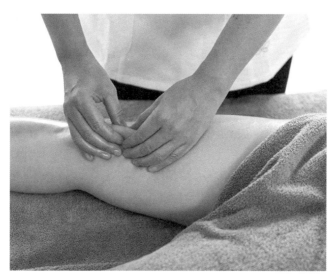

　仰向け（仰臥位）で下肢前面をアプローチ。大腿直筋の探し方は、大腿四頭筋の停止部にあたる膝蓋骨の上をつまむと、そこに集まる腱を見つけることができる。その腱を母指と四指でつかみニーディングをおこないながら大転子に向かう。

　また、起始部の下前腸骨棘（AIIS）からも見つけることができる。大腿部は脂肪の厚みがあるため、膝関節から15〜20cm進むと大腿直筋を見失ってしまうことがある。筋肉の緊張が強く硬い場合には揉まずに、つかんだまま数秒持ってから、離すだけの手技を繰り返しながら大転子まで進むとよい。

〈母指押圧：半棘筋、多裂筋、回旋筋〉

うつ伏せ（伏臥位）で背中をアプローチ。脊柱の棘突起の両側の溝を埋めるように深層から回旋筋、多裂筋、半棘筋があります。この溝の深さは2cm程あり、かなり深いが幅が狭いため親指が1本入る程度なので、溝に母指を滑りこませておこなう押圧の手技が役立ちます。

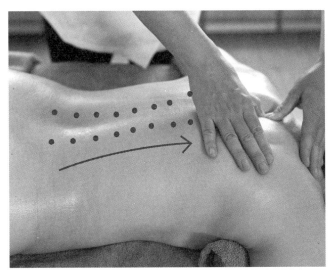

半棘筋、多裂筋、回旋筋のアプローチのポイントは、脊柱の棘突起の両側の溝に母指を滑りこませること。溝は両側にあり、施術は片側ずつおこなう。

脊柱腰部からスタートし、手前にある腰椎の溝に両手の母指の指腹を溝に密着させてから押圧する。母指で骨を感じたら、それ以上の圧をかける必要はなく、密着させながら少しずつ頸部に向かって進む。母指の圧は強弱をつけずに一定の圧を保ちながらおこなう。

エフェクティブタッチでは、頸部の施術は控えるため、第一胸椎辺りで手を放す。反対側に移動しもう片側の脊柱の溝も同様におこなう。

〈母指押圧：腸腰筋（大腰筋・腸骨筋）〉

　腹部の深層まで圧をかけるので、腸にガスが溜まっている場合や食後すぐの施術のときは、腹部に強い痛みや不快感を抱くことがあります。また腸腰筋が硬く緊張している場合も痛みを生じるケースがあるので、クライアントに声かけをしながら、少しずつ圧を入れるように注意しておこないます。

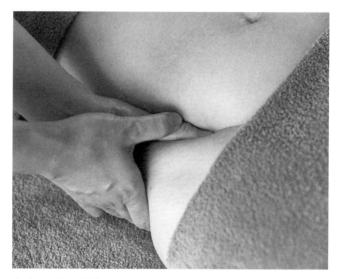

仰向け（仰臥位）で腹部からアプローチ。腸骨に沿うように母指を置き、背中側は四指をあて、深部まで圧が入るようにダブルハンドで挟む。そのまま10秒〜20秒キープしてから圧を緩めることを何度か繰り返す。このとき、母指だけに圧を入れるのではなく、背中側の四指にも同じ圧をかけることで、微力でも深くまでアプローチが可能になる。

腸骨の裏側は、セフルケアができる場所なのでクライアントに同様のアプローチ方法を伝えるとよい。

骨盤の後傾

＜股関節の伸展ケース＞

　エフェクティブタッチのボディリーディングでは、側面から脊柱の形と骨盤の傾きを見ます。直立で下肢を固定した状態でおこなうので、股関節が伸展する場合には骨盤が後傾します。骨盤と大腿骨の後ろ側の角度が狭くなり、骨盤が後傾するので傾き方（右図）を見ていきます。

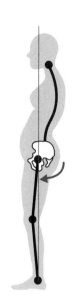

●股関節を伸展させる筋群：
　大殿筋、中殿筋（後部線維）、大腿二頭筋、半腱様筋、
　半膜様筋、大内転筋
　※図は次ページ。

●股関節を伸展させる筋群

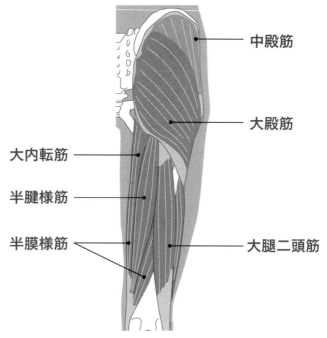

中殿筋

大殿筋

大内転筋

半腱様筋

半膜様筋

大腿二頭筋

＜脊柱の屈曲ケース＞

　エフェクティブタッチのボディリーディング
では、側面から脊柱の形と骨盤の傾きを見ます。
脊柱の体幹部が丸く屈曲し過ぎることにより、
骨盤が後傾するケースです。この姿勢は、椎間
板ヘルニアや腰椎すべり症など脊柱で神経根症
状がある場合や、脊柱管狭窄症がある人は、わ
ざとこの姿勢で神経圧迫を回避しているので、
矯正しない方がよいことがあります。疼痛や神
経障害がある場合には、医師や専門家の受診を
促します。

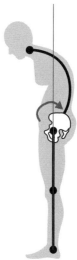

●脊柱を屈曲させる筋群：腹直筋、外腹斜筋、内腹斜筋

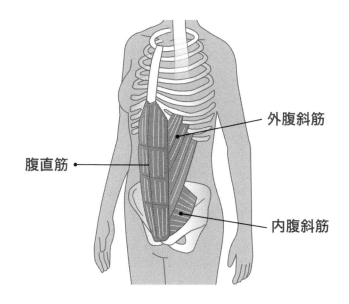

外腹斜筋

腹直筋

内腹斜筋

> アプローチする筋肉の解剖学

　エフェクティブタッチのボディリーディングで「骨盤後傾」のクライアントに対して、大殿筋、ハムストリング、大内転筋、腹筋群にエフルラージュでアプローチをおこなっても姿勢に変化がない場合やクライアントの訴えが変わらなかったときは、深い組織の中殿筋や腹直筋鞘に包まれている腹直筋にアプローチします。

中殿筋

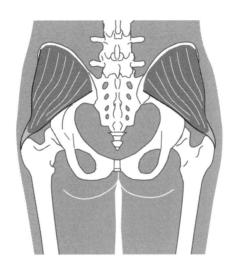

- - - - - - - - - - **中殿筋のプロフィール** - - - - - - - - -

中殿筋は、殿部にある筋肉の一つで、大殿筋の深層、小殿筋の浅層に位置する筋肉。一部が大殿筋に覆われている筋で、寛骨と大腿骨をつなぎ、股関節の運動に大きく関わる。中殿筋の後部線維と前部線維でははたらきが異なる。主に、股関節の外転、内旋、外旋、伸展のはたらきがある。また骨盤を支える役割もあるため、中殿筋が弱くなると骨盤のバランスが崩れ、骨盤の前後傾、回旋、高低差を生じることもある。中殿筋を鍛えることで、骨盤の安定や姿勢のバランスを整えることにつながる。

中殿筋（ちゅうでんきん）

【付着】起始：腸骨
　　　　停止：大腿骨（大転子）
【作用】股関節の外転・伸展（後部線維）・外旋（後部線維）・
　　　　内旋（前部線維）

小殿筋

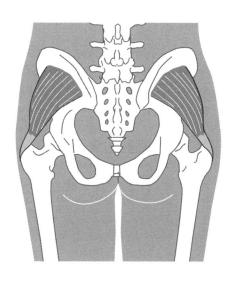

- - - - - - - - - - - - ## 小殿筋のプロフィール - - - - - - - - - - - -

小殿筋は、殿部にある筋肉の中で最も小さい筋肉で、中殿筋の深層にある。寛骨と大腿骨をつなぎ股関節の運動を補助する。主に、股関節の外転、外旋、内旋のはたらきに関わる。

小殿筋（しょうでんきん）

【付着】起始：腸骨
　　　　停止：大腿骨（大転子）
【作用】股関節の外転・外旋・内旋

股関節と脊柱周辺のディープティシューの実技

〈ニーディング：殿筋〉

　殿部は脂肪が厚く、かなり深部に位置するので揉むニーディングの手技をおこないます。腸骨周辺、大腿骨の股関節周辺を深くまで施術することで、大殿筋（112ページ）、中殿筋、小殿筋を同時にアプローチすることができます。

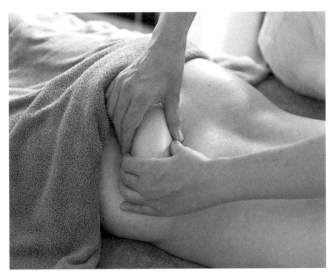

　うつ伏せ（伏臥位）で殿部をアプローチ。尾骨と仙骨の辺りに四指をあて寛骨の外側沿いにニーディングをおこない、大腿骨の大転子周辺までアプローチ。脂肪ごと筋肉をつかむことがポイント。仙骨、腸骨の付着部が硬い人が多いのでリリースを感じるまで繰り返しおこなうとよい。また、大腿骨の大転子部分は殿筋以外にも付着している筋肉が複数あるので、大転子を意識してアプローチするとよい。

〈ニーディング：ハムストリング〉

　大腿部は、脂肪が厚く、ハムストリング（136ページ）の筋腹の中央部をつかむと圧が逃げて密着が外れてしまうため、密着させた揉捏法でおこなうことが難しいのです。そのため、ハムストリングをアプローチする方法は、膝関節周辺の筋肉と腱が集まっている停止部をニーディングします。内側は半腱様筋、半膜様筋、外側は大腿二頭筋にアプローチできます。

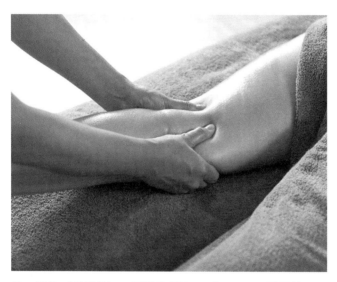

うつ伏せ（伏臥位）で下肢後面をアプローチ。膝関節周辺で内側と外側に分かれているハムストリングの腱をつかむ手技。膝関節周辺に「ハの字」のように溝が見えるので、溝に両手の母指をあて、四指は下肢前面の膝関節周辺を抱えて、母指と四指で挟むように圧をかける。そのまま数秒挟んでから緩めることを繰り返す。外側は、大腿二頭筋に、内側は半腱様筋、半膜様筋にアプローチしている。

〈櫓漕揉捏：腹直筋〉

　腹直筋は、腹斜筋と腹横筋の筋膜である腹直筋鞘で覆われているので、浅層筋ですが筋肉は深いところにあります。また、腹部は脂肪が厚いケースもあるので、脂肪ごとつかみ揉むことができる櫓漕揉捏が役立ちます。この手技は、さらに深部組織の大腰筋にも圧を伝えることができます。

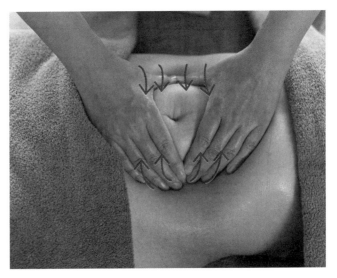

　仰向け（仰臥位）で腹部をアプローチ。両手を大きく開き、腹直筋鞘の片側に母指を、もう片側に四指をあて、脂肪ごとつかむ。指先は、脂肪をかき分け、腹直筋まで到達するように深く滑り込ませる。腹直筋をつかんだ手は離さずに圧をキープしたまま、舟をこぐときに使う長い棒の櫓を押したり引いたりするような動きをおこなう。つかむ手を恥骨周辺から肋骨下部まで少しずつ移動させながら、腹直筋全体をアプローチ。

骨盤の高さの左右差

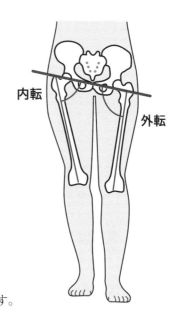

ボディリーディング

＜股関節の外転ケース＞

　エフェクティブタッチのボディリーディングでは、前面から骨盤の高さの左右差を見ます。直立で下肢を固定し動きを伴わない状態でおこなうので、股関節の内転と外転により脊柱が側屈し骨盤の高低差が生じるケースを見ます。股関節が外転した側の骨盤が下がり、反対側の股関節が内転した側の骨盤が上がります。股関節の内外転が強くなると、より骨盤の傾きは強くなるので左右の高低差（右図）を見ていきます。

内転

外転

　実際の動きでは、体は連動しているため体幹の側屈に連動して骨盤周囲の筋も動き股関節も影響を受けるので、結果的に骨盤が傾くことが多いです。

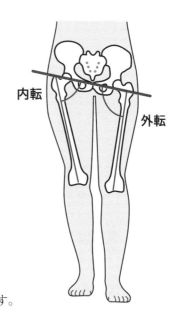

●股関節を内転させる筋群：
内転筋群
（大内転筋、小内転筋、
長内転筋、短内転筋）、
大殿筋（下部線維）、
薄筋、恥骨筋

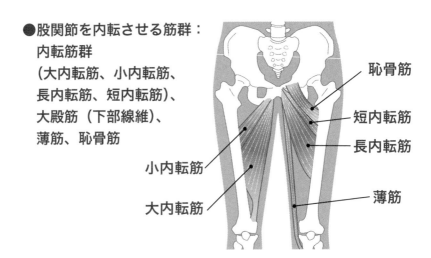

恥骨筋

短内転筋

長内転筋

小内転筋

薄筋

大内転筋

●股関節を外転させる筋群：中殿筋、大腿筋膜張筋と腸脛靭帯、
大殿筋（上部線維）、小殿筋、梨状筋

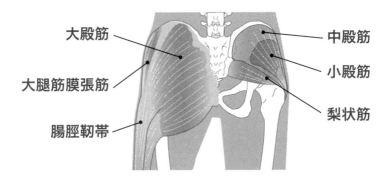

大殿筋

中殿筋

大腿筋膜張筋

小殿筋

腸脛靭帯

梨状筋

＜脊柱の側屈ケース＞

エフェクティブタッチのボディリーディングでは、後面から脊柱の形を見ます。股関節を動かさないで骨盤を固定した状態で脊柱の側屈を見ます。脊柱の側屈は、股関節を固定して体幹部（上半身）を真横に傾ける動きのことで、傾いた側の筋肉の短縮によって骨盤が傾くケースです。（次ページの図）脊柱の側屈は骨盤の動きと関係なくできるので、股関節を固定して体幹を側屈させると骨盤は傾きません。椅子に座った状態で股関節

が動かないように固定して、体幹を側屈する
とよくわかります。ですが実際の動きでは、
体は連動しているため体幹の側屈に連動して
骨盤周囲の筋も動き、股関節も影響を受ける
ので結果的に骨盤が傾くことが多いです。こ
の場合は、下肢に動きが伴うので骨盤は左右
どちらにも傾きます。

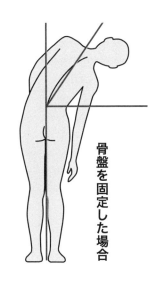

骨盤を固定した場合

●脊柱を側屈させる筋群：
　外腹斜筋、内腹斜筋、脊柱起立筋、多裂筋、腰方形筋

※多裂筋は椎骨の横突起
と棘突起を結ぶ横突棘筋
（半棘筋、多裂筋、回旋筋）
の一部

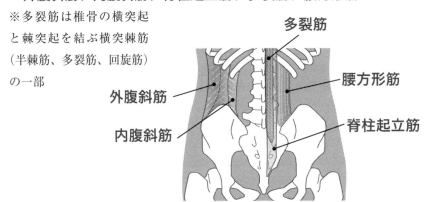

多裂筋

腰方形筋

外腹斜筋

脊柱起立筋

内腹斜筋

アプローチする筋肉の解剖学

　エフェクティブタッチのボディリーディングで「骨盤の高低差」があ
るクライアントに対して、大殿筋、大内転筋、大腿筋膜張筋と腸脛靭帯、
外腹斜筋、内腹斜筋、脊柱起立筋にエフルラージュでアプローチをおこな
っても姿勢に変化がない場合やクライアントの訴えが変わらなかったとき
は、深い組織の中殿筋（172ページ）、小殿筋（173ページ）、梨状筋や内
転筋群にアプローチします。

梨状筋

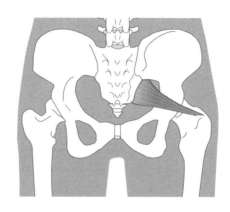

梨状筋のプロフィール

梨状筋は、大腿を外旋させる股関節の外旋筋群のひとつで、股関節と大腿の動きを補助する。大殿筋、中殿筋の深層にある筋。仙骨の前面から始まり大腿骨の大転子に終わる。

臨床では、殿部のだるさや下肢に違和感を訴えるクライアントの梨状筋は硬く緊張しているケースが多い。深い組織の筋肉なのでニーディングでアプローチするとよい。

坐骨神経が梨状筋の間やその下から出てくるため、この筋が硬くなると坐骨神経を締めつけるケースがあり、殿部や下肢の痛みにつながることがある。痛みや痺れなどの症状が出ている場合には医師や専門家の受診を促す。

※股関節の「外旋筋群」は、梨状筋、内閉鎖筋、外閉鎖筋、上双子筋、下双子筋、大腿方形筋

梨状筋（りじょうきん）

【付着】起始：仙骨
　　　　停止：大腿骨（大転子の上縁）
【作用】股関節の外転・外旋

縫工筋

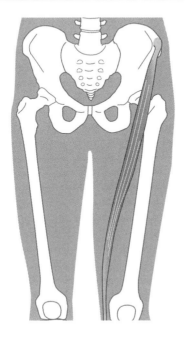

---------- **縫工筋のプロフィール** ----------

縫工筋は、非常に長い筋肉で、大腿の前面で最も浅いところを腸骨から脛骨内側まで斜めに走行している。股関節と膝関節をつないで、大腿と膝の動きに関わる。大腿を外転や外旋し、膝を屈曲し、内旋する筋としてはたらく。

縫工筋（ほうこうきん）

【付着】起始：腸骨（上前腸骨棘）
　　　　停止：脛骨
【作用】股関節の屈曲・外転・外旋、膝関節の屈曲・内旋

大腿内転筋群

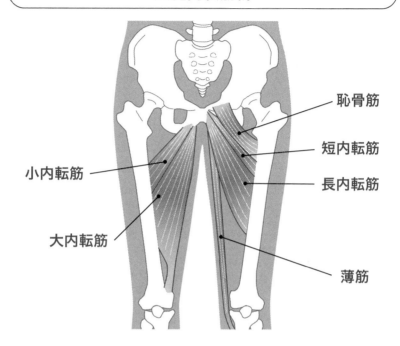

恥骨筋
短内転筋
長内転筋
小内転筋
大内転筋
薄筋

--------- **大腿内転筋群のプロフィール** ---------

大腿内転筋群は、大内転筋、小内転筋、長内転筋、短内転筋、恥
骨筋、薄筋で構成。この中で最も大きな筋肉は大内転筋で、主に
股関節の内転運動にはたらく。

大内転筋、長内転筋、短内転筋の３つが強力な内転筋で、この中
では長内転筋が最も前面に重なり、その後ろに大内転筋と小内転
筋があり、長内転筋の大腿骨に近い近位部では長内転筋と大・小
内転筋の間に短内転筋が挟まる。恥骨筋は長内転筋とほぼ同じ面
で長内転筋の上部にある。薄筋は他の大腿内転筋群の内側を縦に
走行する筋肉。薄筋と大内転筋の内側上顆付着部を除く大腿内転
筋群は大腿骨の後面に停止するため、大腿の外旋を助ける。内転
筋群の起始部である恥骨周辺の施術は控える。

大内転筋（だいないてんきん）

【付着】起始：恥骨、坐骨
　　　　停止：大腿骨、一部は大腿骨内側上顆

【作用】股関節の内転

小内転筋（しょうないてんきん）

【付着】起始：恥骨
　　　　停止：大腿骨
【作用】股関節の内転

長内転筋（ちょうないてんきん）

【付着】起始：恥骨
　　　　停止：大腿骨
【作用】股関節の内転

短内転筋（たんないてんきん）

【付着】起始：恥骨
　　　　停止：大腿骨
【作用】股関節の内転

薄筋（はくきん）

【付着】起始：恥骨
　　　　停止：脛骨
【作用】股関節の内転、股関節の内旋、膝関節の屈曲

恥骨筋（ちこつきん）

【付着】起始：恥骨
　　　　停止：大腿骨（小転子の下）
【作用】股関節の内転

腰方形筋

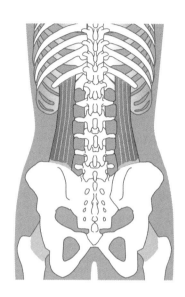

腰方形筋のプロフィール

腰方形筋は、大腰筋の背側の深部に位置する筋肉で長方形をしている。肋骨下部と骨盤をつなぎ、脊柱側屈の補助筋で体幹の運動に関わる。骨盤の後屈時には骨盤位置の調整にもはたらく。

腰方形筋（ようほうけいきん）

【付着】起始：腸骨
　　　　停止：第12肋骨、腰椎
【作用】脊柱を側屈

大腿筋膜張筋と腸脛靭帯

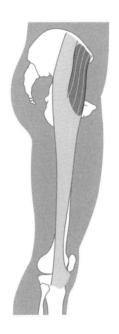

------ 大腿筋膜張筋と腸脛靭帯のプロフィール ------

大腿筋膜張筋は腸脛靭帯に付着しているので、この２つはセット
でアプローチするとよい。
腸脛靭帯は、長くて太く硬い靭帯で大腿筋膜張筋の連続で脛骨の
外側顆に付着する。大殿筋上部も入り込んでいることが重要。

大腿筋膜張筋（だいたいきんまくちょうきん）

【付着】起始：腸骨（上前腸骨棘）
　　　　停止：腸脛靭帯に移行し脛骨外側顆に付着
【作用】股関節の屈曲、外転、内旋

股関節のディープティシューの実技

〈ナックリング：大腿筋膜張筋と腸脛靭帯〉

　腸脛靭帯は、大腿筋膜張筋から連なり脛骨外側に付着します。大腿部の外側に位置し、非常に頑丈で硬い靭帯なのでディープティシューが役立ちます。腸脛靭帯の長い走行に合わせておこなうナックリングの手技が適しています。

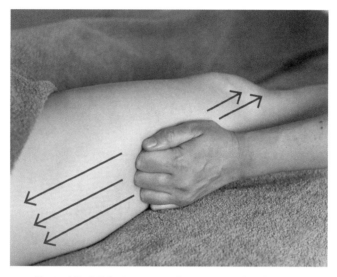

　うつ伏せ（伏臥位）からのアプローチも可能だが、股関節の内旋ケースでは一部分しか触れないこともあるので、仰向け（仰臥位）からのアプローチがよい。

　大転子の辺りに、手を軽く握って拳をつくり、母指以外の四指の中節骨の面を施術部位にあてる。大腿部の脂肪が厚い場合には、中節骨が筋肉に圧が到達するまで押圧する。押圧したまま、一定の圧をキープしながら脛骨に進み、また大転子まで戻る。この手技を繰り返しおこなう。

〈ニーディング：内転筋群〉

　大腿部は、内転筋群以外にも複数の筋肉があります。そのため大腿内側を3つのラインに分けてアプローチをおこないます。1ライン目は、大腿直筋や中間広筋を、2ライン目は、内側広筋や長内転筋を、3ライン目は縫工筋、大内転筋、薄筋をまとめてアプローチします。大腿骨内側の内転筋結節から始まり大腿上部に30cmほど進みながらニーディングをおこないます。大腿の上部は脂肪が厚いため、両手で握れなくなったらアプローチを終えます。

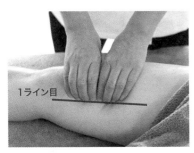

1ライン目

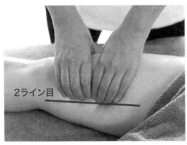

2ライン目

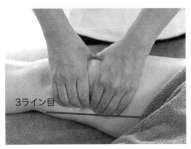

3ライン目

大腿骨の内側上顆の内転筋結節に四指をあて、大腿骨外側に母指を置き両手で大腿骨を挟む。1ライン目は、四指を大腿直筋と内側広筋の間に指を入れ込み、指先に大腿骨を感じるまで押圧をしてつかんだまま数秒持ってから離す手技を繰り返しながら、大腿の上部に向かって30cmほど進む。組織が硬い場合には揉んでもよい。

2ライン目は、膝関節まで戻り内側広筋と大内転筋の間に指を入れ込み、同様に大腿の上部まで進む。

3ライン目は、膝関節までもどり、大内転筋と薄筋の間に指を入れ込み、同様に大腿の上部まで進む。大腿の上部は脂肪が厚いため、両手で握れなくなったらアプローチを終える。

骨盤の回旋

＜股関節の回旋ケース＞

　骨盤部の回旋と胸腰部の回旋は影響し合うので、エフェクティブタッチのボディリーディングでは、前面と後面から個々に見ます。骨盤部の回旋を見るために、胸腰部（体幹部）が前面を向いていなかったら前面に向けて固定した状態で骨盤の回旋の有無を確認します。この場合、脊柱（胸腰部）が回旋しているクライアントには、骨盤の回旋に合わせて脊柱が回旋しない状態をつくっているので脊柱と骨盤は必ず逆方向に回旋しています。ですから、胸腰部（体幹部）を前面に向かせた状態でリーディングをすると、股関節における下肢と骨盤の回旋の有無を見ることができます。

　実際は、骨盤の回旋は股関節の動きが連動して起こります。股関節が内旋している側の骨盤は後方回旋し、外旋している側の骨盤は前方回旋しています。

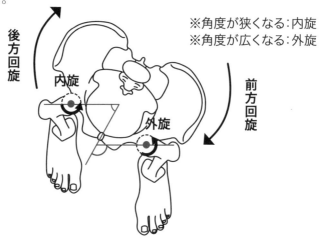

後方回旋
内旋

※角度が狭くなる：内旋
※角度が広くなる：外旋

外旋
前方回旋

●股関節を外旋させる筋群：
　　股関節の外旋筋群（梨状筋、内閉鎖筋、外閉鎖筋、上双子筋、
　　下双子筋、大腿方形筋）、　大殿筋、中殿筋（後部線維）、
　　小殿筋（後部線維）、腸腰筋（大腰筋、腸骨筋）、縫工筋
※他に内転筋群も関係する

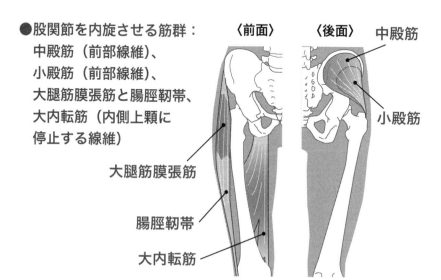

〈前面〉　　　〈後面〉

梨状筋

上双子筋

下双子筋

外閉鎖筋　　　内閉鎖筋　　大腿方形筋

〈後面〉

中殿筋

小殿筋

大殿筋

●股関節を内旋させる筋群：
　　中殿筋（前部線維）、
　　小殿筋（前部線維）、
　　大腿筋膜張筋と腸脛靭帯、
　　大内転筋（内側上顆に
　　停止する線維）

〈前面〉　　〈後面〉

中殿筋

小殿筋

大腿筋膜張筋

腸脛靭帯

大内転筋

＜脊柱の回旋ケース＞

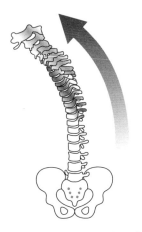

　エフェクティブタッチのボディリーディングでは、前面と後面から胸腰部の回旋を見ます。脊柱が回旋することで骨盤にも影響が出るケースです。脊柱の回旋を見るために、骨盤が前面を向いていなかったら前面に向けて固定した状態で、体幹（脊柱）の回旋の有無を確認します。この場合、骨盤が回旋しているクライアントには、体幹（脊柱）の回旋に合わせて骨盤が回旋しない状態をつくっているので、骨盤と脊柱は必ず逆方向に回旋しています。脊柱のボディリーディングでは、特に胸腰部のねじれ具合を確認します。実際は下肢の動きが連動して体幹周辺の筋も動き脊柱も影響を受けるので、結果的に脊柱が回旋することが多いです。

●脊柱を回旋させる筋群：外腹斜筋、内腹斜筋、脊柱起立筋、半棘筋、多裂筋、回旋筋

※半棘筋、多裂筋、回旋筋をまとめて横突棘筋と呼ばれる

〈前面〉　　　　　〈後面〉

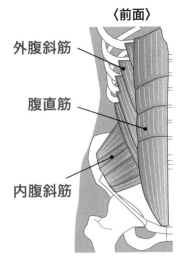

外腹斜筋

腹直筋

内腹斜筋

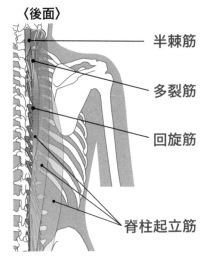

半棘筋

多裂筋

回旋筋

脊柱起立筋

アプローチする筋肉の解剖学

　骨盤の回旋は、骨盤の前傾・後傾および骨盤の高さの左右差（骨盤の挙上・下制）の影響を受けて起こるケースが多いです。エフェクティブタッチのボディリーディングで「骨盤の回旋」「脊柱の回旋」のクライアントに対しては、まずは本書で紹介している、「骨盤の前傾・そり腰」「骨盤の後傾」「骨盤の高さの左右差」のアプローチをおこなってみましょう。それでも変化がなかった場合には、本章「骨盤の回旋」で紹介した、深い組織の股関節の外旋筋群をアプローチします。

　以下の筋肉へのアプローチは参照ページを参考になさってください。

※腸腰筋（大腰筋・腸骨筋）　168 ページ
※殿筋（大殿筋・中殿筋・小殿筋）　174 ページ
※大腿筋膜張筋・腸脛靭帯　186 ページ
※脊柱起立筋　94 ページ
※腹斜筋　117 ページ
※半棘筋、多裂筋、回旋筋　167 ページ

第4章

エフェクティブタッチの応用編

股関節の外旋筋群

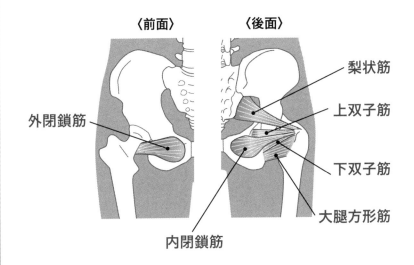

〈前面〉　〈後面〉

梨状筋

上双子筋

外閉鎖筋

下双子筋

大腿方形筋

内閉鎖筋

------ **股関節の外旋筋群のプロフィール** ------

股関節の外旋筋群は、梨状筋、内閉鎖筋、外閉鎖筋、上双子筋、下双子筋、大腿方形筋で構成。骨盤と大腿骨をつなぐ筋群で股関節の深層外旋。6つの筋肉が、上から、梨状筋、上双子筋、内閉鎖筋、下双子筋、大腿方形筋と並ぶ。内閉鎖筋のさらに深部に外閉鎖筋（閉鎖孔の外表面）が位置する。

梨状筋（りじょうきん）

【付着】起始：仙骨、坐骨（大坐骨切痕上縁）
　　　　停止：大腿骨（大転子の上縁）

【作用】股関節の外転・外旋

内閉鎖筋（ないへいさきん）

【付着】起始：坐骨（閉鎖孔の内表面）
　　　　停止：大腿骨（大転子）

【作用】股関節の外旋

外閉鎖筋（がいへいさきん）

【付着】起始：坐骨（閉鎖孔の外表面）
　　　　停止：大腿骨（転子窩）

【作用】股関節の外旋

上双子筋（じょうそうしきん）

【付着】起始：坐骨（坐骨棘）
　　　　停止：大腿骨（大転子）

【作用】股関節の外旋

下双子筋（かそうしきん）

【付着】起始：坐骨（坐骨結節）
　　　　停止：大腿骨（大転子）

【作用】股関節の外旋

大腿方形筋（だいたいほうけいきん）

【付着】起始：坐骨（坐骨結節）
　　　　停止：大腿骨（転子間稜）

【作用】股関節の外旋

股関節のディープティシューの実技

〈ニーディング：股関節の外旋筋群〉

　うつ伏せ（伏臥位）で背中の施術時に、殿筋の深部へのニーディングでアプローチするときに一緒におこないます。股関節の外旋筋群の梨状筋、上双子筋、内閉鎖筋、下双子筋の停止部は、大腿骨の大転子周辺で深部に位置するので揉むニーディングの手技をおこないます。また、大腿方形筋は坐骨結節と大腿骨大転子をまたぐように四辺形で付着しているので、筋肉に垂直圧がかかるように押圧し、ストレッチを促します。

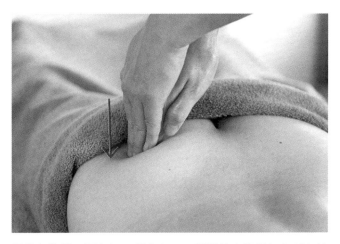

　尾骨と仙骨の辺りに四指をあて、梨状筋を意識しながら仙骨沿いにニーディングをおこない、大腿骨の大転子周辺までアプローチ。脂肪ごと筋肉をつかむことがポイント。大腿骨の大転子部分は骨頭の丸みを四指で感じながら集中的にニーディング。そのまま、大腿方形筋の停止部の大腿骨の転子間稜から坐骨結節まで移動し深部までしっかりアプローチ。また大腿方形筋に四指で垂直圧をかけて押圧し、そのまま数秒押圧してから離す手技を繰り返して、ストレッチをおこなうのもよい。

下肢

　エフェクティブタッチのボディリーディングでは、下肢の形を「美脚・X脚・XO脚・O脚」と表現します。下肢の形は、股関節、膝関節、足関節が連動してつくっています。形には個人差があり、持って生まれた骨格の構造性による形や、筋肉や筋膜の短縮や緊張による機能性の影響で形作られるケースがあります。エフェクティブタッチでは、機能性の問題について訴えるクライアントにアプローチします。ここでは、「O脚」「X脚・XO脚」のケース別のアプローチ方法について紹介します。また、下肢の形は、クライアントの生活スタイルや歩行、姿勢によって大きく影響を受けることがあるためホームケアアドバイスもおこないます。

O脚

　O脚は、股関節、膝関節、足関節で以下の問題が生じ起こる。
ボディリーディングで見るO脚のポイントを関節別に紹介。
・股関節：外旋・外転・伸展
・膝関節：屈曲・内旋・外旋
・足関節：内がえし

　内転筋が弱くなり、大腿骨の外転が生じることでO脚になるケースもある。本章では、「股関節、膝関節、足関節の問題で生じるケース」と「内転筋の筋力低下で生じるケース」の2つを紹介。

ボディリーディング

＜股関節、膝関節、足関節の問題で生じるケース＞

・股関節の外旋と伸展

　エフェクティブタッチのボディリーディングでは、前面から下肢の形を見ます。O脚の場合は、下肢は全体的に外旋しています。また、骨盤が後傾（股関節が伸展）しているケースが多いです。まずは股関節の外旋と骨盤の傾きを見ます。骨盤が後傾していてもO脚ではないこともあるので、次に膝関節の屈曲または内外旋、足関節の内がえしも見ます。O脚はこれらが複合しているケースがほとんどです。

・股関節の外旋＋膝関節の外旋と屈曲＋足関節の内がえし

　「股関節の外旋＋膝関節の外旋と屈曲＋足関節の内がえし」の関節の動きが複合しているO脚のケースです。このケースのポイントは、膝関節の外旋です。膝関節の回旋（内旋・外旋どちらも）は、基本的に膝関節が屈曲したときにしか起きないので、O脚の膝関節の外旋と屈曲は、いつも複合して起こります。膝が曲がっていて外側を向いているのでガニ股に見えます。膝関節の唯一の強力な外旋筋は、大腿二頭筋なのでハムストリングをアプローチします。足関節は、足の内側縁が挙上して足底面が内側を向く内がえしです。見た目は内側が浮くほどではなく、クライアントが感じる足底の荷重バランス

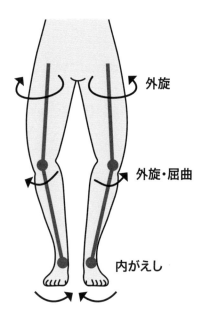

外旋

外旋・屈曲

内がえし

が小指側にあり、母指側の荷重が少なくなります。

・股関節の外旋＋膝関節の内旋と屈曲＋足関節の内がえし

「股関節の外旋＋膝関節の内旋と屈曲＋足関節の内がえし」の関節の動きが複合しているO脚のケースです。このケースのポイントは、膝関節の内旋です。このケースのO脚は、膝関節の内旋と屈曲が複合して起こります。膝は内側を向いていて、ふくらはぎが外に広がって見えます。足関節は、足の内側縁が挙上して足底面が内側を向く内がえしです。見た目は内側が浮くほどではなく、クライアントが感じる足底の荷重バランスが小指側にあり、母指側の荷重が少なくなります。

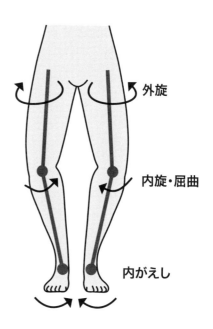

外旋

内旋・屈曲

内がえし

●股関節を外旋させる筋群（189ページ）：
　股関節の外旋筋群（梨状筋、内閉鎖筋、外閉鎖筋、
　上双子筋、下双子筋、大腿方形筋）、大殿筋、
　中殿筋（後部線維）、小殿筋（後部線維）、
　腸腰筋（大腰筋・腸骨筋）、縫工筋
※その他、内転筋群も関係する。

●股関節を伸展させる筋群（169ページ）：
大殿筋、中殿筋（後部線維）、大腿二頭筋、半腱様筋、半膜様筋、
大内転筋　　　　　　　　　　　〈後面〉

●膝関節を外旋させる筋群：
　大腿二頭筋

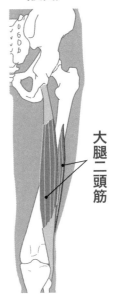

大腿二頭筋

●膝関節を内旋させる筋群：
　半腱様筋、半膜様筋、
　縫工筋、薄筋、膝窩筋

※鵞足＝脛骨内側で、縫工筋、薄
筋、半腱様筋、半膜様筋の腱が集
合し、放散して付着した状態をい
う。縫工筋、薄筋、半腱様筋の付
着は浅部にあるので、浅鵞足、深
部の半腱様筋の付着は深鵞足と
呼び分ける。

半腱様筋

薄筋

膝窩筋

半膜様筋

縫工筋

●膝関節を屈曲させる筋群：大腿二頭筋、半腱様筋、半膜様筋、
膝窩筋、腓腹筋、縫工筋、薄筋

〈前面〉　　〈後面〉

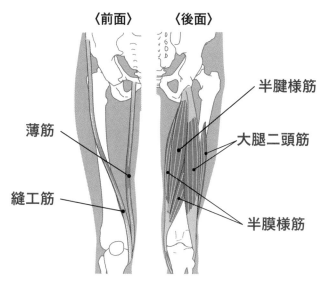

半腱様筋

薄筋

大腿二頭筋

縫工筋

半膜様筋

●足関節を内がえしさせる筋群：
腓腹筋、後脛骨筋、長趾屈筋、長母趾屈筋

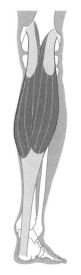 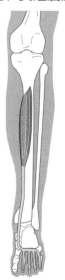 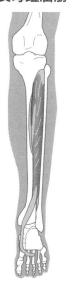 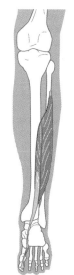

腓腹筋　　　　長趾屈筋　　　　後脛骨筋　　　長母趾屈筋

＜内転筋の筋力低下で生じるケース＞

・股関節の外転

内転筋群（大内転筋、小内転筋、長内転筋、短内転筋）の筋力低下により、股関節が外転して膝が離れるO脚のケースです。このケースのポイントは、股関節の外転です。臨床では、内転筋が弱くなることで、大腿外側で立位や動きを代償しているため大腿筋膜張筋と腸脛靭帯が硬くなっているケースが多いです。この場合は、大腿筋膜張筋と腸脛靭帯をナックリング（186ページ）するアプローチが役立ちます。

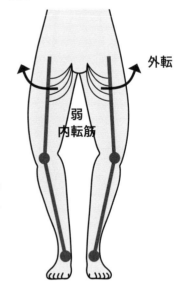

外転

弱内転筋

●股関節を外転させる筋群（178ページ）：
中殿筋、大腿筋膜張筋と腸脛靭帯、大殿筋（上部線維）、小殿筋、梨状筋、縫工筋

アプローチする筋肉の解剖学

エフェクティブタッチのボディリーディングで「O脚」のクライアントに対して、ハムストリング、大殿筋、大内転筋、膝窩筋にエフルラージュでアプローチをおこなっても姿勢に変化がない場合やクライアントの訴えが変わらなかったときは、深い組織の殿筋、股関節の内旋筋群やハムストリング、腓腹筋にニーディングのアプローチをします。

後脛骨筋

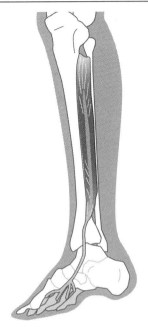

---------- **後脛骨筋のプロフィール** ----------

後脛骨筋は、後面の下腿屈筋群のひとつ。下腿の深層部に位置
し、長趾屈筋と長母趾屈筋に挟まれている。停止部は腱となり、
内くるぶし（内果）の後方を通って足底につく。主なはたらきは
足関節の底屈と内がえしで、歩行時に地面を蹴り出す動作に関わ
る。下腿部の最も深部の筋肉なので、アキレス腱も含めた足関節
周辺の腱を母指ニーディングでアプローチするとよい。

後脛骨筋（こうけいこつきん）

【付着】起始：下腿骨間膜、脛骨、腓骨
　　　　停止：舟状骨（しゅうじょうこつ）、
　　　　　　　楔状骨（けつじょうこつ）、第2〜4中足骨
【作用】足関節の内がえし・底屈

長趾屈筋

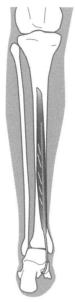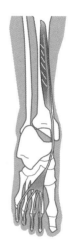

--------- **長趾屈筋のプロフィール** ---------

長趾屈筋は、下腿屈筋群のひとつで、ヒラメ筋の下層に位置する。停止部は1本の腱が内くるぶし（内果）の後方を通って足底で4本にわかれて第2〜5趾の末節骨につく。主なはたらきは、足の指の屈曲と足関節の底屈と内がえしで、足の指で地面とつかむ動作に関わる。下腿部は、アキレス腱、後脛骨筋、長趾屈筋、長母趾屈筋の足関節周辺の腱を母指ニーディングでアプローチするとよい。

長趾屈筋（ちょうしくっきん）

【付着】起始：脛骨（後面）
　　　　停止：第2〜5の末節骨底
【作用】第2〜5趾の屈曲、足関節の内がえし、
　　　　足関節の底屈

長母趾屈筋

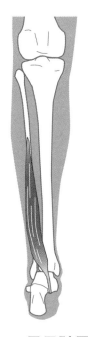
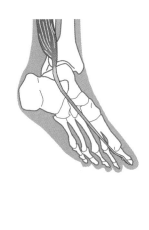

- - - - - - - - - - - **長母趾屈筋のプロフィール** - - - - - - - - - -

長母趾屈筋は、下腿屈筋群のひとつでヒラメ筋の下層に位置する。腓骨後面から始まり足底に向かって斜めに走行。内くるぶし（内果）の後方を通って足底で母趾の末節骨につく。主なはたらきは母趾の屈曲と足関節の底屈と内がえしで、歩行時に地面を蹴る動作に関わる。下腿部は、アキレス腱、後脛骨筋、長趾屈筋、長母趾屈筋の足関節周辺の腱を母指ニーディングでアプローチするとよい。

長母趾屈筋（ちょうぼしくっきん）
【付着】起始：腓骨（後面）、下腿骨間膜
　　　　停止：母指の末節骨底
【作用】母趾の屈曲、足関節の内がえし、足関節の底屈

膝関節と足関節のディープティシューの実技

〈ニーディング：アキレス腱、後脛骨筋、長趾屈筋、長母趾屈筋〉

腓腹筋とヒラメ筋が合流してアキレス腱となり、足関節をまたぎ踵骨に付着しています。後脛骨筋、長趾屈筋、長母趾屈筋の腱も足関節をまたぎ足底に付着しています。踵骨から下腿部の下部1/3辺りまで、これらの筋をストレッチするようにアプローチします。

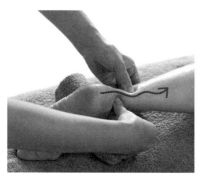

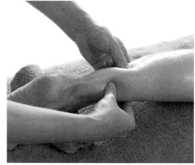

うつ伏せ（伏臥位）で下肢後面の足関節周辺をアプローチ。両手の母指を左右から踵骨にあて、集まった腱の最下層に滑り込ませる。両手の母指間は少し離し、外側から内側に向かって圧をかけると、腱がうねりS字を描く。そのまま数秒待ってから圧を緩め、左右の母指を入れ替えて進む。このとき、腱周辺の組織が硬くなっていると、うねりが少なくS字が描けないこともある。その場合は何度か繰り返しおこなう。

踵骨から下腿部の1/3のアキレス腱の線維が続くところまで、S字にうねらせながら進む。進むにつれて脂肪と筋腹の厚みが増すので、両母指の距離は5cmほど離すとアプローチしやすい。

X脚、XO脚

X脚とXO脚は、股関節、膝関節、足関節で以下の問題が生じる。
ボディリーディングで見るX脚とXO脚のポイントを関節別に紹介。
・股関節：内旋・内転・屈曲
・膝関節：X脚とXO脚は膝関節の問題が異なる
　　　　X脚＝軽く屈曲またはほぼ伸展・外旋
　　　　XO脚＝屈曲・内旋
・足関節：外がえし

　X脚とXO脚は下肢の形を表現したもので、股関節の内旋と内転により両脚の膝が寄って、膝上はX脚もXO脚も「Vの字」のように見える。骨盤が前傾（＝股関節の屈曲）する「そり腰タイプ」の姿勢になると、X脚もXO脚もどちらにもなりやすい。ボディリーディングのときに、膝がくっついたり、踵が離れたりするケースを見るが、X脚・XO脚の形を決める基準にはならない。膝や踵が離れたり、くっついたり、どちらもあり得る。X脚とXO脚の違いは下腿部の形で、膝下が「ハの字」に見えるならX脚、「◇の形」に見えるならXO脚。

　本章では「X脚」「XO脚」の2つのケースを紹介。

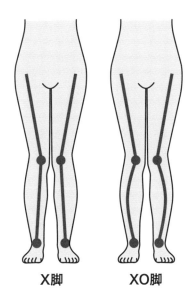

X脚　　　XO脚

ボディリーディング

＜ X 脚のケース＞

・股関節の内旋と内転と屈曲＋膝関節の伸展と外旋＋足関節の外がえし

エフェクティブタッチのボディリーディングでは、前面から下肢の形を見ます。「股関節の内旋と内転と屈曲＋膝関節の伸展と外旋＋足関節の外がえし」の関節の動きが複合する X 脚のケースです。骨盤が前傾（股関節が屈曲）し、かつ股関節が内旋と内転することで膝関節が寄り X 脚になります。X 脚（XO 脚も含む）は、骨盤が前傾しているケースが多いので、骨盤の傾きをボディリーディングで見ていきます。骨盤が前傾していても X 脚ではないこともあります。膝関節の伸展と外旋、足関節の外がえしも見ていきます。X 脚はこれからが複合しているケースがほとんどです。

X 脚と XO 脚を見分けるポイントは、膝関節の伸展と外旋です。X 脚では膝関節がほぼ伸展した状態で外旋し、膝が近づいて、膝下の形が「ハの字」のように見えます。膝関節は完全な伸展状態では、ほとんど回旋が起きないので、見た目が伸展しているようでも実際はわずかに屈曲しています。そのため、X 脚の膝関節は、基本的に屈曲・伸展と外旋が、いつも複合して起こります。

足関節は、足の外側縁が挙上して足底面が外側を向く外がえしです。見た目は外側が浮くほどではなく、クライアントが感じる足底の荷重バランスが母指側にあり、小指側の荷重が少なくなります。

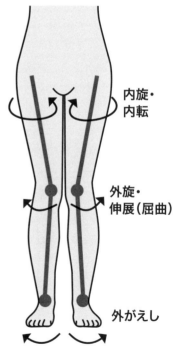

内旋・
内転

外旋・
伸展（屈曲）

外がえし

＜ XO 脚のケース＞
・股関節の内旋と内転と屈曲＋膝関節の屈曲と内旋＋足関節の外がえし

　エフェクティブタッチのボディリーディングでは、前面から下肢の形を見ます。「股関節の内旋と内転と屈曲＋膝関節の屈曲と内旋＋足関節の外がえし」関節の動きが複合する XO 脚のケースです。股関節と足関節の形は X 脚と同じです。違う点は、膝関節の屈曲と内旋です。膝関節が屈曲し同時に内旋することで、膝下の形が「◇の形」のように見えます。

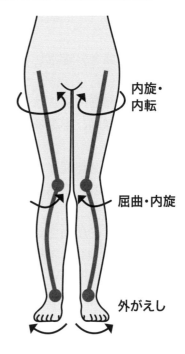

内旋・内転

屈曲・内旋

外がえし

以下の筋肉は参照ページを参考になさってください。

●股関節を内旋させる筋群（189 ページ）：
　中殿筋（前部線維）、小殿筋（前部線維）、大腿筋膜張筋と腸脛靭帯、大内転筋（内側上顆に停止する線維）

●股関節を屈曲させる筋群（159 ページ）：
　腸腰筋（大腰筋・腸骨筋）、大腿直筋
※その他、関連する筋肉を重要な順に、縫工筋、大腿筋膜張筋、恥骨筋、長内転筋、短内転筋、薄筋

●股関節を内転させる筋群（178 ページ）：
　内転筋群（大内転筋、小内転筋、長内転筋、短内転筋）、
　大殿筋（下部線維）、薄筋、恥骨筋

●膝関節を外旋させる筋群（198 ページ）：大腿二頭筋

●膝関節を内旋させる筋群（198 ページ）：
　半腱様筋、半膜様筋、縫工筋、薄筋、膝窩筋

●膝関節を伸展させる筋群（126 ページ）：
　大腿直筋、中間広筋、外側広筋、内側広筋

●膝関節を屈曲させる筋群（199 ページ）：
　大腿二頭筋、半腱様筋、半膜様筋、膝窩筋、腓腹筋、
　縫工筋、薄筋

●足関節を外がえしさせる筋群（152 ページ）：
　長腓骨筋、短腓骨筋

アプローチする筋肉の解剖学

　エフェクティブタッチのボディリーディングで「X 脚・XO 脚」のクラ
イアントに対して、大殿筋、ハムストリング、大内転筋、大腿四頭筋、腓
腹筋、膝窩筋、長腓骨筋、短腓骨筋などにエフルラージュでアプローチを
おこなっても姿勢に変化がない場合やクライアントの訴えが変わらなかっ
たときは、ハムストリングや腓腹筋の深部までアプローチします。

股関節と膝関節のディープティシューの実技

〈ニーディング：ハムストリング〉

　仰向け（仰臥位）で下肢前面から、ハムストリング停止部の腓骨頭周辺と脛骨上部の内側をアプローチします。膝関節の外側には、大腿二頭筋が腱となり関節をまたいで腓骨頭に付着しています。また、膝関節の内側には、半腱様筋と半膜様筋が腱となり関節をまたいで脛骨上部の内側に付着しています。外側と内側をそれぞれニーディングでアプローチします。起始部の坐骨結節は、ハムストリングと大内転筋など複数の筋が付着する場所なので母指押圧も役立ちます。

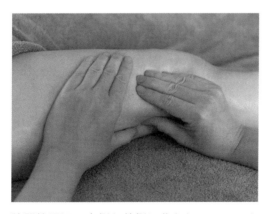

膝関節周辺で内側と外側に分かれているハムストリングの腱をつかむ手技。下肢前面のとき、膝関節の上10cmぐらいで、大腿二頭筋の腱を指先でつかみ、腓骨頭に向かってニーディング。

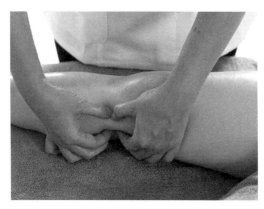

半腱様筋と半膜様筋の腱も同様に、膝関節の
上10cmぐらいで腱をつかみ、脛骨内側の付
着部までおこなう。この手技のポイントは、
細い腱を指先で捉えること。脂肪で腱を見失
いそうになるが、可能な限り腱を追ってアプ
ローチし続けること。

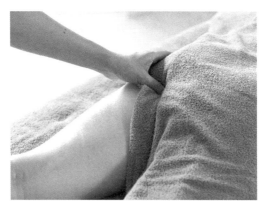

坐骨結節を母指で押圧し、そのまま数秒キー
プしてから圧を緩めることを何度か繰り返
す。タオルの上からアプローチしてもよい。

肩・上肢

　エフェクティブタッチのボディリーディングでは、肩関節や上肢の形を「肩の内巻き」「腕の広がり」「腕が前に上がる」などと表現します。

　肩関節は、上肢と胴体をつなぐ関節で、肩甲骨、上腕骨、鎖骨に付着している筋群が関わります。肩関節の可動域は大きく腕を自由に動かすことができますが、筋肉や筋膜が硬くなり動きが悪くなるケースが多いです。臨床でクライアントの最も多い主訴が、肩のコリやハリ、首のつらさです。これらの問題を訴えるクライアントにアプローチする方法を「肩の内巻き」「腕の広がり」「腕が前に上がる」ケース別に紹介します。

　また、肘関節や手関節の動きに関係する筋群も、肩や首のつらさに影響が出ることが多いので、「肘が曲がる・ねじれる」「手関節の動き」のケース別のアプローチ方法について紹介します。

肩の内巻き

(ボディリーディング)

<肩関節の内転ケース>

・肩関節の内転

　腕が内側に閉じて、肩関節が内転することで肩の内巻きをつくるケースです。ボディリーディングでは、前面から腕の位置を見ます。下垂した腕が体幹の前の方に大きく閉じて見えることもあります。この場合には、肩関節の内転だけでなく、肩関節の内旋や屈曲と肩甲骨の前進が同時に起こっていることが考えられるので、肩甲骨の位置もリーディングします。

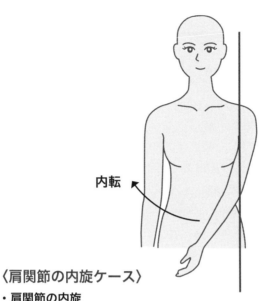

内転

〈肩関節の内旋ケース〉

・肩関節の内旋

　ボディリーディングでは、前面から手の向きを見ます。臨床では、手の甲が前面を向くほど回旋して見えることもあります。この回旋は、腕の付け根から（肩関節から）内旋するケースが多いですが、肘関節の回旋で、そのように見えることもあります。肩関節と肘関節の旋回では、関わる筋肉が異なりますが、見た目だけでは、どちらが原因になっているか判断が難しいです。肩関節の内旋は、肩の関節をまたぎ、腕に付着を持つ筋肉が関係します。

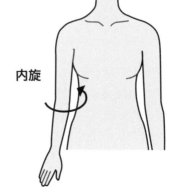

内旋

＜肩関節の前進（外転）ケース＞
・肩甲骨の前進（外転）

　両側の肩甲骨内側が互いに外側に離れることで、肩の内巻きをつくるケースです。ボディリーディングでは、サイドから肩の位置を、後面から両側の肩甲骨の離れ具合を見ます。このケースは、肩関節の動きではなく、肩甲骨の動きになります。臨床では、肩の内巻きをつくるケースは、肩甲骨の前進であることが最も多いので、肩や首のつらさを訴えるクライアントにはアプローチが必須です。

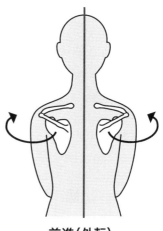

前進（外転）

●肩関節を内転させる筋群：
広背筋、大胸筋、大円筋、小円筋、腕三頭筋（長頭）

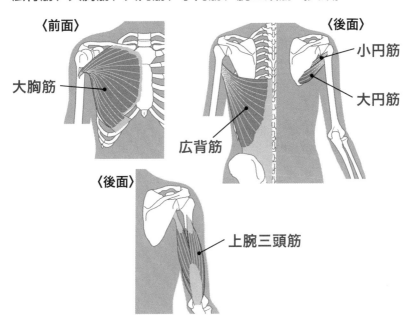

〈前面〉　　〈後面〉

大胸筋

小円筋

大円筋

広背筋

〈後面〉

上腕三頭筋

●肩関節を内旋させる筋群：
　大胸筋、
　三角筋（鎖骨部）、
　上腕二頭筋、
　肩甲下筋、
　大円筋、
　広背筋

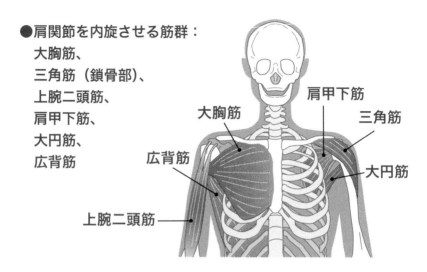

●肩甲骨を前進（外転）させる筋群：
　大胸筋、小胸筋、前鋸筋

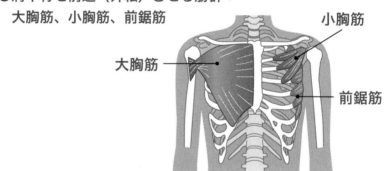

アプローチする筋肉の解剖学

　エフェクティブタッチのボディリーディングで「肩の内巻き」のクラ
イアントに対して、大胸筋、小胸筋、前鋸筋、広背筋、大円筋、小円筋、
上腕二頭筋、三角筋などにエフルラージュでアプローチをおこなっても姿
勢に変化がない場合やクライアントの訴えが変わらなかったときは、より
深い層の肩甲下筋や大円筋、小円筋にアプローチします。また、浅層にあ
る筋の上腕三頭筋、前鋸筋にはニーディングでやや深くまで圧をかけてア
プローチします。

烏口腕筋

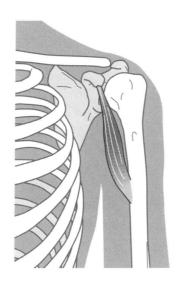

烏口腕筋のプロフィール

烏口腕筋は、上腕屈筋群のひとつで腕の屈筋側に位置する。肩関節の屈曲と内転の動きに関わる。起始部の烏口突起には、烏口腕筋の他に上腕二頭筋短頭、小胸筋も腱となり付着している。烏口突起周辺の組織が硬くなっているクライアントには、ニーディングでアプローチするとよい。

烏口腕筋（うこうわんきん）

【付着】起始：肩甲骨（烏口突起）
　　　　停止：上腕骨
【作用】肩関節の屈曲・内転

肩甲下筋

〈前面〉

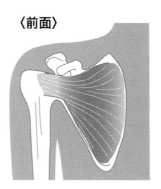

---------------- **肩甲下筋のプロフィール** ----------------

肩甲下筋は、回旋筋腱板（ローテーターカフ）を形成する筋のひとつで、停止部の腱は肩関節を補強して上腕骨の回旋を安定する。肩甲骨の肋骨面（前面）全体に位置するのですべてを触ることはできないが、うつ伏せ（伏臥位）で肩甲骨の外縁から部分的に肋骨面にアプローチが可能。停止部の上腕骨小結節はデコルテや腕の工程でアプローチをおこなう。
※回旋筋腱板（ローテーターカフ）とは、棘上筋、棘下筋、小円筋、肩甲下筋の腱が肩関節を包むように上腕骨に付着する構造。

肩甲下筋（けんこうかきん）

【付着】起始：肩甲骨（肩甲下窩）
　　　　停止：上腕骨（小結節）
【作用】肩関節の内旋

大円筋と小円筋

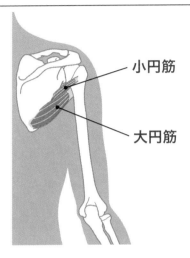

小円筋

大円筋

大円筋と小円筋のプロフィール

大円筋と小円筋は、広背筋の下層にある筋で、肩甲骨の外縁の面に沿うように斜めに走行している。

大円筋は上腕骨の前に停止する。小円筋は回旋筋腱板（ローテーターカフ）を形成する筋のひとつで、上腕骨の後ろに停止する

※回旋筋腱板（ローテーターカフ）とは、棘上筋、棘下筋、小円筋、肩甲下筋の腱が肩関節を包むように上腕骨に付着する構造。

大円筋（だいえんきん）

【付着】起始：肩甲骨（下角）
　　　　停止：上腕骨（小結節稜）
【作用】肩関節の伸展、内転、内旋

小円筋（しょうえんきん）

【付着】起始：肩甲骨（外側縁の上2/3）
　　　　停止：上腕骨（大結節）
【作用】肩関節の内転、外旋

棘上筋と棘下筋

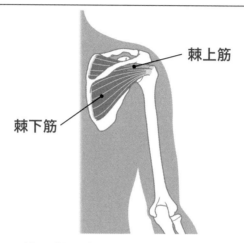

棘上筋

棘下筋

------- **棘上筋と棘下筋のプロフィール** -------

棘上筋と棘下筋は、僧帽筋の下層にある筋で、肩甲棘の上に棘上筋、肩甲骨の棘下全体に棘下筋が広がるように走行し、肩関節の上を通って上腕骨に付着。
棘上筋と棘下筋は肩関節を補強し、その腱は上腕骨の回旋を安定するローテーターカフを形成する。
※回旋筋腱板（ローテーターカフ）とは、棘上筋、棘下筋、小円筋、肩甲下筋の腱が肩関節を包むように上腕骨に付着する構造。

棘上筋（きょくじょうきん）

【付着】起始：肩甲骨（棘上窩）
　　　　停止：上腕骨（大結節）
【作用】肩関節の外転

棘下筋（きょくかきん）

【付着】起始：肩甲骨（棘下窩）
　　　　停止：上腕骨（大結節）
【作用】肩関節の外旋、内転

上腕三頭筋

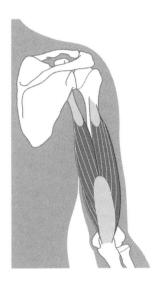

---------- **上腕三頭筋のプロフィール** ----------

上腕三頭筋の起始部は３頭に分かれ、長頭は肩甲骨の外縁の関節下結節に、外側頭と内側頭は上腕骨に付着しており、内側頭は下部以外の大部分が長頭と外側頭に覆われる。

停止は、一つにまとまり腱となって肘頭に付着。

上腕三頭筋は、上腕二頭筋と相反するはたらきをする拮抗筋。

上腕三頭筋（じょうわんさんとうきん）

【付着】起始：長頭が肩甲骨（外縁の関節下結節）、外側頭が
　　　　　　　上腕骨（後面上部）、内側頭が上腕骨（後面）
　　　　　停止：尺骨（肘頭）
　　　【作用】前腕（肘関節）の伸展

肩関節と肩甲骨周辺のディープティシューの実技

〈ナックリング：大円筋、小円筋、棘下筋〉

　うつぶせ（伏臥位）で背中からアプローチします。大円筋と小円筋は、広背筋の下層にある筋で、肩甲骨の外縁から始まり、上腕骨に付着しています。棘下筋は肩甲骨の棘下全体に広がって上腕骨に付着しています。深部の筋なので、エフルラージュよりもやや圧の入るナックリングでアプローチします。また小円筋と棘下筋は癒合しているケースが多いので、肩甲骨の外縁から関節下結節周辺をおこなうとよいでしょう。

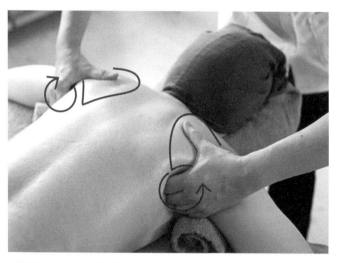

　肩甲骨の下角の外側に、手を軽く握って拳をつくり、母指以外の四指の中節骨の面を施術部位にあて、両手で両側の肩甲骨を同時にアプローチ。肩甲骨の外縁に圧が到達するまで押圧する。押圧したまま一定の圧をキープしながら円を描き、肩甲骨の外縁沿いを上腕骨に向かって進み、上腕骨の大結節までおこなう。肩甲骨外縁の関節下結節には上腕三頭筋の長頭が付着しているので、この手技で同時にアプローチすることができる。

〈ニーディング：上腕三頭筋〉

　うつ伏せ（伏臥位）でベッドサイドに腕を垂らした状態で、肘関節周辺を母指のニーディングでアプローチします。上腕三頭筋が腱となり、肘関節をまたいで尺骨肘頭に付着しています。肘頭から上腕骨の下部1/3辺りまで、上腕三頭筋をストレッチするようにアプローチします。

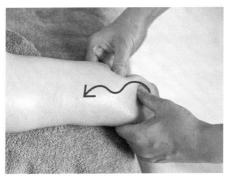

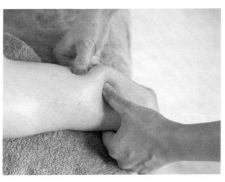

両手の母指を左右から肘頭にあて、上腕三頭筋の腱の下層に滑り込ませる。両手の母指間は少し離して外側から内側に向かって圧をかけると、腱がうねり、S字を描く。そのまま数秒待ってから圧を緩め、左右の母指を入れ替えて進む。このとき、腱周辺の組織が硬くなっていると、うねりが少なくS字が描けないこともある。その場合は何度か繰り返しおこなうとよい。

〈ニーディング：肩甲下筋〉

　肩甲下筋は、肩関節を内旋させるはたらきがあるので、肩や首のつらさを訴えるクライアントにアプローチしたい筋肉です。起始部は、肩甲骨の肋骨面全体（肩甲下窩）に付着しているので、肩甲骨の裏側に手を入れ込まないと触ることが難しいので、うつ伏せ（伏臥位）で肩甲骨の外縁から部分的アプローチします。

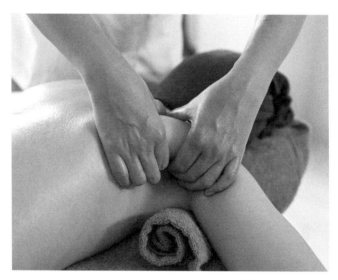

うつ伏せ（伏臥位）でベッドサイドに腕を垂らした状態で、肩甲骨の外縁を両手でつかみ、肋骨面の付着部に四指でニーディング。手が入る範囲は個人差があり、脂肪が多い場合や肩甲骨の可動が少ないケースは、肩甲骨の肋骨面全体（肩甲下窩）に手が入らないこともある。無理をせずに施術できる範囲でよい。手を動かして揉むことが難しい場合には、肩甲骨を上に引き、数秒そのままをキープして肩甲骨周辺の組織のストレッチをおこなうとよい。

〈ニーディング：前鋸筋〉

　前鋸筋の起始部は、第１〜第９まで肋骨一本一本に付着しています。停止部は肩甲骨の内縁に付着しているため、触れることが難しいので肋骨側にアプローチします。前鋸筋は、肩甲骨を前進（外転）させるはたらきがあるので肩の内巻きのクライアントに役立ちます。

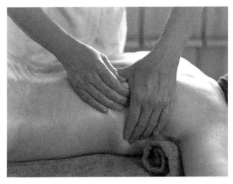

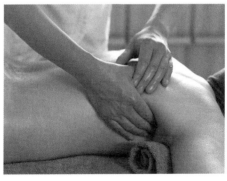

うつ伏せ（伏臥位）でベッドサイドに腕を垂らした状態で、第9肋骨に両手をあて、付着部をニーディング。肋骨を1本ずつ進む。第3〜7肋骨は、乳房を一緒に揉みこまないように注意する。第2〜3肋骨は肩甲骨の下に手を入れ、指に肋骨があたるまで押し込んで、ニーディングをおこなう。

腕の広がり

＜肩関節の外転ケース＞

・肩関節の外転

　ボディリーディングでは、前面から腕の位置を見ます。腕が外側に上がり、肩関節が外転することで腕に広がりをつくるケースです。本来、腕は立位で下垂した状態では大腿部に軽く触れる程度が望ましいのですが、大腿部から離れてしまうケースも多く、10cm 以上も外転することもあります。肩関節が外転していると、腕の重さが増して肩や首に負担がかかり、肩こりや首のつらさの原因になります。

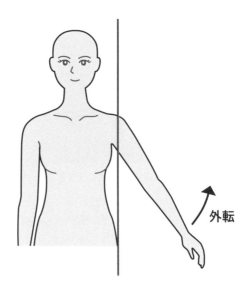

外転

●肩関節を外転させる筋群：三角筋、棘上筋、上腕二頭筋

※肩関節の外転は三角筋が主動とされるが、角度が小さいとき（〜 30°）
は棘上筋のはたらきが大きい
※実際は肩甲骨の上方回旋なども関わる

アプローチする筋肉の解剖学

　エフェクティブタッチのボディリーディングで「腕の広がり」のクラ
イアントに対して、三角筋、上腕二頭筋にエフルラージュでアプローチを
おこなっても姿勢に変化がない場合やクライアントの訴えが変わらなかっ
たときは、三角筋の深い組織にアプローチします。

肩関節のディープティシューの実技

　三角筋は、厚みがあり、大きくて非常に強靭な肩関節の筋肉です。主
な作用は、肩甲骨の外転の主動筋（外転の角度が小さいときは棘上筋が主
動筋）です。また、筋肉の部位によってはたらきが異なり、鎖骨部（前部）
は肩関節の屈曲と内旋、肩甲棘部（後部）は肩関節の伸展と外旋というよ
うに、前部線維と後部線維は拮抗的にはたらきます。外転は肩峰部（中部）
主体で前部線維と後部線維が協力します。また、腕の外転の角度が小さい
ときは前部線維と後部線維は肩関節を内転させることもできます。肩甲棘、
肩峰、上腕骨、鎖骨に付着しているので、背中やデコルテからアプローチ
します。肩や首のつらさを訴えるクライアントにはたいへん役立つ筋肉で、
厚みがあるためニーディングの手技が適しています。

〈ニーディング：三角筋〉

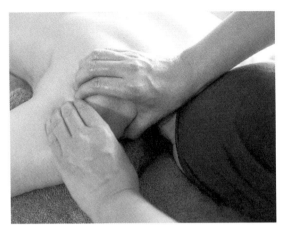

うつ伏せ（伏臥位）でベッドサイドに腕を垂らした状態
で、三角筋の後部線維にアプローチ。肩甲骨の肩甲棘に四
指をあて、付着部と後部線維の筋腹全体をニーディング。

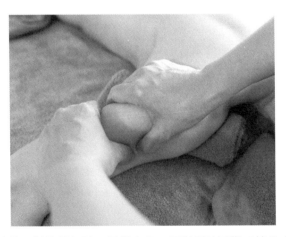

上腕骨の付着部には、母指をあて反対側は四指で挟むよう
に揉む。三角筋が硬く短縮している場合は、ニーディング
により長さが増し、リリースされたことを目視できる。

腕が前に上がる

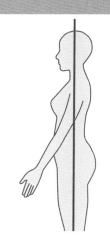

ボディリーディング

＜肩関節の屈曲ケース＞
・肩関節の屈曲

　ボディリーディングでは、サイドか
ら腕の位置を見ていきます。肩関節が
屈曲することで、重心線よりも肩が前
に入って見えるケースで、臨床ではと
ても多いです。肩こりや肩のつらさを
訴えるクライアントにアプローチします。肩関節は屈曲だけでなく、内旋
や内転が複合して起こることが多いので、肩関節の屈曲ケースだけでなく、
肩の内巻きをつくる筋群もアプローチするとよいでしょう。

●肩関節を屈曲させる筋群：
　三角筋（前部）、大胸筋、烏口腕筋、上腕二頭筋

アプローチする筋肉の解剖学

　エフェクティブタッチのボディリーディングで「腕が前に上がる」の
クライアントに対して、三角筋、大胸筋、上腕二頭筋にエフルラージュで
アプローチをおこなっても姿勢に変化がない場合やクライアントの訴えが
変わらなかったときは、上腕二頭筋の深い組織にアプローチします。

肩関節のディープティシューの実技

〈母指押圧：上腕二頭筋〉

　上腕二頭筋は起始部は二頭に分かれ、長頭は肩甲骨の関節上結節に、短頭は肩甲骨の烏口突起に付着しています。関節上結節は触れませんので、短頭のみアプローチします。停止部は、橈骨上部と上腕二頭筋腱膜になって尺側へ付着します。上腕に力こぶをつくる筋肉で、重い荷物を持ち上げるときなどにはたらいているので、日常生活の中で力を入れて使われることが多い筋肉です。臨床では筋肉や筋膜が硬くなっているケースが多いのですが、ほとんどのクライアントは筋疲労に気づいていないため、上腕二頭筋に強い圧をかけると激痛を感じることがあります。強擦や押圧をするときは、声をかけながら少しずつ圧を入れていきます。

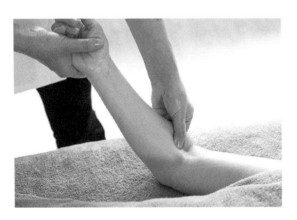

仰向け（仰臥位）で、肘を曲げてベッドに対して斜め45度の角度に持ち、片手で手首をサポートしてから始める。
もう片方の手の母指で、上腕二頭筋の停止部の橈骨上部を押圧。このとき、四指は反対側にあて母指と四指で橈骨を挟み、深部に圧を入れ込む。数秒、押圧をして緩めることを繰り返しおこなう。付着部が硬い場合には、母指を橈骨に擦り合わせるアプローチをするとよい。

腕が曲がる・ねじれる

＜肘関節の屈曲ケース＞

・肘関節の屈曲

　ボディリーディングでは、サイドから腕の位置を見ます。肘関節が屈曲することで、重心線よりも前腕が前に出て見えるケースです。肩関節の屈曲と肘関節の屈曲は、どちらも重心線よりも腕が前方に見えますが、見分け方は肘が曲がっているかどうかで決まります。本来は、腕がまっすぐに下垂した状態が望ましいのですが、臨床では、重心線から 15 ～ 20cm以上も前に位置するケースもあります。

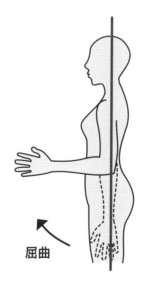

屈曲

●肘関節を屈曲させる筋群：上腕二頭筋、上腕筋、腕橈骨筋

※補助筋：円回内筋、橈側手根伸筋、橈側手根屈筋、長掌筋

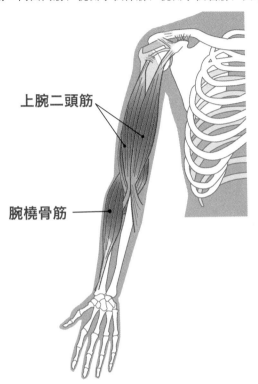

上腕二頭筋

腕橈骨筋

アプローチする筋肉の解剖学

　エフェクティブタッチのボディリーディングで「腕が曲がる」クライアントに対して、上腕二頭筋、上腕筋、腕橈骨筋にエフルラージュでアプローチをおこなっても姿勢に変化がない場合やクライアントの訴えが変わらなかったときは、腕橈骨筋の深部にニーディングでアプローチします。

ボディリーディング

＜肘関節の回内ケース＞

・肘関節の回内

　ボディリーディングでは、前面から手の甲の向きを見ていきます。肘関節が回内することで、手の甲の面積が広く見えます。本来望ましい状態は、腕を下垂したときに手掌が大腿側に向きますが、回内すると手掌が後面を向き、手の甲が前面を向きます。回内が強く見えるのは、実際は肩関節の内旋（人体図の右）によるものも多いです。臨床では、多く見るケースなのですが、ボディリーディングだけで肩関節の内旋と肘関節の回旋を識別することは難しいので、施術は、どちらのケースにもアプローチを試みます。

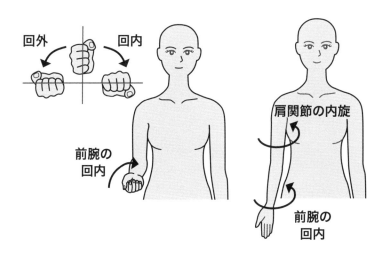

●肘関節を回内させる筋群：円回内筋、方形回内筋
※補助筋：腕橈骨筋、橈側手根伸筋、橈側手根屈筋、長掌筋

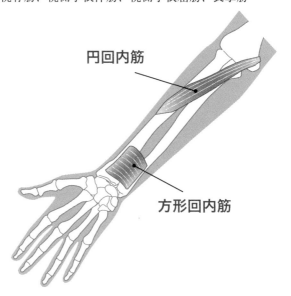

円回内筋

方形回内筋

アプローチする筋肉の解剖学

　エフェクティブタッチのボディリーディングで「腕のねじれ」のクライアントに対して、肩関節を内旋させる筋群の大胸筋、三角筋、上腕二頭筋、広背筋、大円筋などにエフルラージュでアプローチをおこなっても姿勢に変化がない場合やクライアントの訴えが変わらなかったときは、肘関節を回内させる円回内筋や方形回内筋や腕橈骨筋の深い組織にアプローチします。

円回内筋

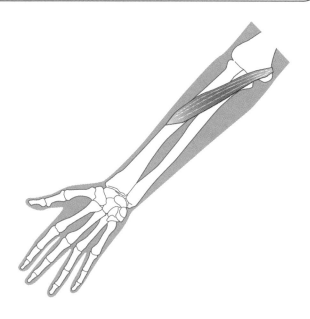

- - - - - - - - - - - - ## 円回内筋のプロフィール - - - - - - - - - - - -

円回内筋は、前腕の屈筋群の中でもっとも浅層にある筋肉。上腕骨下部と橈側に肘関節をまたいで斜めに走行している。前腕を回内させ、上腕の屈曲を助けるはたらきがある。腕のねじれがあるクライアントで、肩関節を内旋させる筋群をアプローチしても変化がなかった場合には、肘関節を回内する円回内筋と方形回内筋をアプローチするとよい。

円回内筋（えんかいないきん）

【付着】起始：上腕骨（内側上顆）、尺骨（鉤状突起）
　　　　停止：橈骨（中部外側面）
【作用】 肘関節の回内、肘関節の屈曲補助

第4章

エフェクティブタッチの応用編

方形回内筋

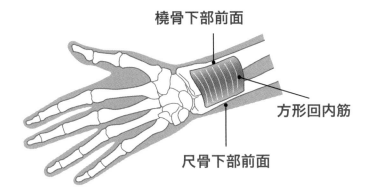

橈骨下部前面

方形回内筋

尺骨下部前面

---------- **方形回内筋のプロフィール** ----------

方形回内筋は、前腕の屈筋群に分類される深部にある筋肉。手首周辺にあり、尺骨と橈骨をつなぐ四角形の筋肉で、円回内筋とともに前腕を回内するはたらきがある。腕のねじれがあるクライアントで、肩関節を内旋させる筋群をアプローチしても変化がなかった場合には、肘関節を回内する方形回内筋と円回内筋をアプローチするとよい。

方形回内筋（ほうけいかいないきん）

【付着】起始：尺骨（掌側面下部1/4）
　　　　停止：橈骨（掌側面下部1/4）
【作用】肘関節の回内

腕橈骨筋

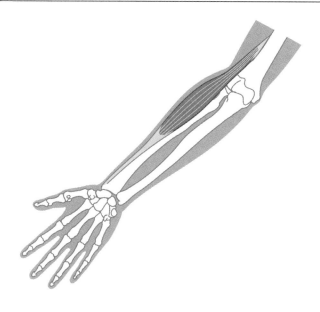

- - - - - - - - - - - ## 腕橈骨筋のプロフィール - - - - - - - - - - -

腕橈骨筋は、前腕の中では大きく長く力強い筋肉で、他への影響
も大きい。筋腹は前腕の前（屈筋側）にあり肘を曲げる筋だが、
神経的に前腕後面の伸筋群の仲間とされる。また、肘関節の回内
を補助するはたらきもある。起始は前腕伸筋群の付着が集まる上
腕骨の外側にあるので、前腕の伸筋群をアプローチするときに意
識したい筋肉。

腕橈骨筋（わんとうこつきん）

【付着】起始：上腕骨（外側上顆の上）
　　　　停止：橈骨（茎状突起）
【作用】肘関節の屈曲

肘関節のディープティシューの実技

〈ニーディング：腕橈骨筋〉

　腕橈骨筋の起始部は、上腕骨の外側上顆の上に10cmほどの長さで付着しています。橈骨の茎状突起から肘関節をまたいで位置する長い筋肉です。腕が肘関節から曲がっているクライアントにアプローチするとよいです。また、前腕の回内を補助するはたらきもあるので腕のねじれのクライアントにも役立ちます。

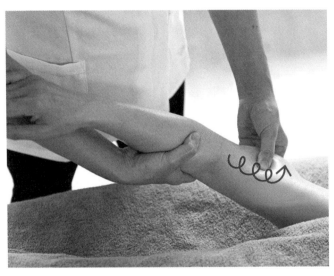

　仰向け（仰臥位）で上腕をアプローチ。セラピストは、クライアントの肘を曲げ、自分の腕の上にのせ、上腕の外側を施術しやすいように持つ。空いているほうの手で母指のニーディングをおこなう。上腕骨外側上顆に母指をあて、四指は反対側にあて母指と四指で上腕骨を挟み、指に上腕骨を感じるまで圧をかける。圧は強弱をつけずに一定の圧をキープしたまま輪状で上腕骨外側上顆から10cmほど進み腕橈骨筋の付着部をアプローチ。

〈ニーディング：方形回内筋〉

　方形回内筋は、手首周辺の尺骨と橈骨をまたぐように付着しています。深層の筋肉なので尺骨と橈骨を感じるまで圧は浸透させておこないます。腕のねじれがあるクライアントには、肩関節を内旋させる筋群をアプローチしても変化がなかった場合には、肘関節を回内させる方形回内筋と円回内筋をアプローチします。

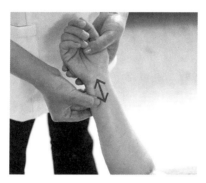

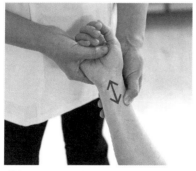

仰向け（仰臥位）で、肘を曲げてベッドに対して45度の斜めの角度にして片手で手首をサポートしてから始める。もう片方の手の母指で、屈筋側の手首周辺をアプローチ。方形回内筋の起始部の尺骨と橈骨の停止部の橈骨を手首から10cmほど母指で往復する。このとき、四指は反対側にあて母指と四指で尺骨と橈骨を挟み、深部に圧を入れ込みながらおこなう。圧が骨まで届くように、アプローチするとよい。

手関節の動き

　手関節の背屈（伸展）と掌屈（屈曲）、尺屈や撓屈に関しては、エフェクティブタッチのボディリーディングによって、形として見えるケースはとても少ないです。手根管症候群やばね指など痛みや痺れなど何らかの症状が出ている場合には、施術は控えて医師や専門家の受診を促します。ここでは、手関節の動きに関する筋肉への施術のアプローチ方法のみを紹介します。

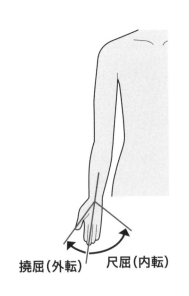

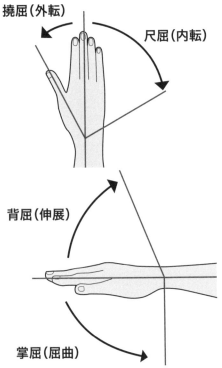

撓屈（外転）

尺屈（内転）

背屈（伸展）

掌屈（屈曲）

撓屈（外転）　尺屈（内転）

238

アプローチする筋肉の解剖学

　手関節を動かすのは、前腕の筋肉の回内、回外筋や腕橈骨筋を除くほとんどすべてが関わります。背屈（伸展）には前腕後面の伸筋群、掌屈（屈曲）には前腕前面の屈筋群、撓屈には前腕の撓側（外側）の筋群、尺屈には前腕尺側（内側）の筋群です。筋肉を単体ではなく、伸筋群と屈筋群でまとめてアプローチするとよいです。

●**手関節を背屈（伸展）させる筋群：**
　総指伸筋、長撓側手根伸筋、短撓側手根伸筋

●**手関節を掌屈（屈曲）させる筋群：**
　浅指屈筋、深指屈筋、尺側手根屈筋、長母指屈筋、
　撓側手根屈筋、長掌筋

●**手関節を尺屈させる筋群：**
　尺側手根伸筋、尺側手根屈筋、総指伸筋、小指伸筋

●**手関節を撓屈させる筋群：**
　長撓側手根伸筋、長母指外転筋、長母指伸筋、
　撓側手根屈筋、長母指屈筋

手関節のディープティシューの実技

〈ニーディング：前腕の伸筋群〉

　前腕の伸筋群で、手関節の動きに関わる筋肉は長橈側手根伸筋、短橈側手根伸筋、尺側手根伸筋、総指伸筋、小指伸筋、長母指外転筋、長母指伸筋があるので、まとめてアプローチします。手の疲れを訴えるクライアントに役立ちます。

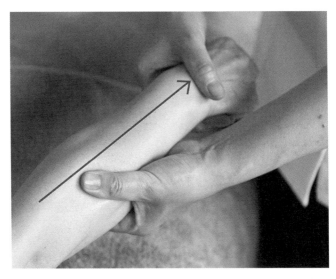

　仰向け（仰臥位）で、クライアントの腕をベッドから持ち上げ、肘が曲がらないようにややテンションをかける。橈骨と尺骨の上部を母指と四指で挟み、手首に向かってスライドさせる。クライアントの腕がベッドにつかないようにテンションをかけたまま、セラピストは左右の手を交互に入れ替えてアプローチ。複数の筋肉にアプローチするので、前腕の伸筋側を母指でいくつかのラインを描きながら全体におこなう。尺骨と橈骨を挟む圧は、骨を感じるまで深部まで届かせる。

〈ニーディング：前腕の屈筋群〉

　前腕の屈筋群で、手関節の動きに関わる筋肉は橈側手根屈筋、尺側手根屈筋、浅指屈筋、深指屈筋、長母指屈筋、長掌筋があるので、まとめてアプローチします。手の疲れを訴えるクライアントに役立ちます。

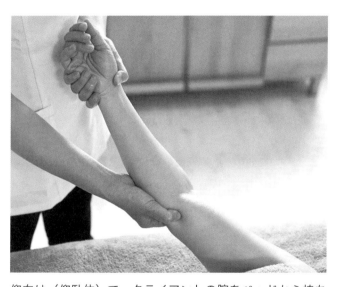

仰向け（仰臥位）で、クライアントの腕をベッドから持ち上げ、肘が曲がらないようにややテンションをかけて持つ。前腕の屈筋群の中でいくつかが上腕骨内側上顆に付着しているので、その骨の丸みを感じながら母指でスライドさせる。クライアントの腕がベッドにつかないようにテンションをかけたままおこなう。ここは優しいタッチでも痛みを訴えるクライアントがいるため、声をかけながらおこなうとよい。

おわりに

　私は長年、「セラピストの在り方とは？」について、自問自答して
きました。なぜなら、セラピストの役割や存在意義について、不安や
疑問の声が、まわりからたくさん聞こえてきたからです。

「セラピストができることは何なのでしょうか？」「セラピストは人
の体に触れてもいいのでしょうか？」「医療とセラピーの線引きはど
うしたらよいのでしょうか？」などの声です。

　セラピストは立派な仕事であり、お客様の心と体の健やかさを維
持するために、なくてはならない存在です。ですから私は、セラピス
トに「もっと自信を持ってもらいたい！」「胸を張ってセラピーを提
供してもらいたい！」という想いを長いこと抱えていました。

　そこで、医学博士の野溝明子先生に、エフェクティブタッチのメ
ソッドの監修をお願いしました。スクールで使っているテキスト全部
に、目を通していただきました。先生にすべてを監修していただくま
で、実に４年ほどかかりました。２人でいく度も修正し、やっとセラ
ピストの活動指針となる素晴らしい「教科書」が完成しました。

　すでに出版されている『エフルラージュの教科書』『フェイシャル
エフルラージュ』に続いて、本書の監修もしてくださった野溝明子先
生に心より感謝申し上げます。

　出版の担当者は、BABジャパンの福元美月さん。私の執筆のセラ
ピストのように優しく寄り添ってくださいました。カメラマンの漆戸
美保さん、モデルの大久保まな美さんには、効率的な撮影をしていた
だき、撮影に要する時間も過去最短で終えることができました。本書
のイラストやデザインには月山きららさん、川本満さん、石井香里さ
ん、中島啓子さん、大口裕子さんの、５名もの方々が関わってくださ
いました。大所帯のチームで完成された書籍です。この本に関わって

くださったすべての方に感謝申し上げます。

「朗らかに。健やかに。誰かの、よくなり続けるための必需品になりたい」
　これは私の会社の理念です。
　セラピストの一人一人が誰かの必需品となることで、心と体の健康に貢献し、大きな「幸せ」をつくり出すことでしょう。
　すべての人が、あらゆる面で健やかに、自分らしくいられるように。セラピストとして、人生のあらゆる場面で心と体に寄り添うサポートをさせていただきたい。それが、私の願いです。

　姿勢は、その人の「人生」を映し出しています。ボディリーディングは、お客様の「生きる姿勢」を拝見します。ですから否定することなく、ありのままを尊重しておこないましょう。そして、お客様が心地よいと思う姿勢を維持できるようにサポートしてまいります。
　生きる姿勢を拝見するボディリーディングは、セラピストとお客様の信頼を深め、あなたはかけがえのない存在になっていくでしょう。
　本書では、ボディリーディングの心得や注意点も含む、お客様が来店から退店までのでの一連のサロンワークを紹介しました。サロンは「幸せ」になれる居場所であること忘れずに、セラピーをお届けください。
　求められるセラピストになるために、本書をセラピスト活動に役立てていただけることを心より願っています。
　2023年8月

　　　　　　　　　　　　　　　　　　　　　　　　小澤智子

筋肉のプロフィール索引

著者

小澤 智子（おざわ ともこ）

エフェクティブタッチ® テクニーク創始者及びスクール校長。
Well-being 株式会社・代表取締役。（社）日本心理学会・認定
心理士。（社）日本産業カウンセラー協会・産業カウンセラー。都
内でアロマテラピーのサロン、およびセラピスト育成のためのスクー
ルを運営。英国 IFA 認定アロマセラピスト。著書に『エフルラージュ
の教科書』『フェイシャル・エフルラージュ』（いずれも小社刊）が
ある。

アロマスクールのエフェクティブタッチ
http://therapure.jp/

自由が丘のアロマセラピーサロン　エフェクティブタッチ
http://effective-touch.com/

オザティのオフィシャルブログ
https://ameblo.jp/therapure/

監修者

野溝 明子（のみぞ あきこ）

医学博士・鍼灸師。東京大学理学部卒、理学修士。東京大学医
学部（養老孟司研究室）、東京大学客員研究員として医学を学ぶ。
長年コメディカルやセラピストに基礎医学を教えるかたわら、ケア
マネジャーの資格も生かし、高齢者ケアや在宅緩和ケアの相談・
支援も行っている。著書は、ケアやセラピーに役立つ『セラピスト
なら知っておきたい病態生理学』『看護師介護士が知っておきたい
高齢者の解剖生理学』（いずれも秀和システム）など多数。

Staff

撮　影　漆戸 美保

モデル　大久保 まな美

解剖図　川本 満(メディカ)
(92,95,96,98,99,101,102,104,112,114,115,116,124,126,136,139,141,149,
150,152,154,185,217,218,219,235)

解剖図&イラスト　月山きらら
(解剖図上記以外。
36,37,38,39,40,41,42,43,44,45,53,55,56,65,71,73)

イラスト　中島 啓子(21)
　　　　　石井 香里(上記以外)

デザイン　大口裕子

※(　)内の数字は掲載ページ

結果を出す解剖学と技術×信頼される接客「エフェクティブタッチ」

ボディリーディングとタッチングの教科書

2023年10月17日　初版第1刷発行

著　者　小澤 智子
監修者　野溝 明子
発行者　東口 敏郎
発行所　株式会社BABジャパン
　　　　〒151-0073 東京都渋谷区笹塚1-30-11 4F・5F
　　　　TEL: 03-3469-0135　FAX: 03-3469-0162
　　　　URL: http://www.bab.co.jp/　E-mail: shop@bab.co.jp
　　　　郵便振替00140-7-116767

印刷・製本　中央精版印刷株式会社

ISBN978-4-8142-0567-7 C2077

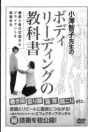
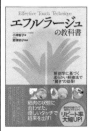
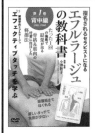
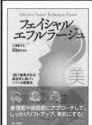
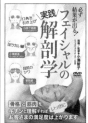

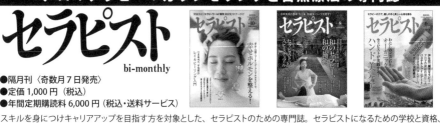
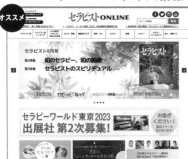